Branding Odontológico Integral

Emilia Mastrolonardo

-2023-

Título Original:
Branding Odontológico Integral
Autor: Emilia Mastrolonardo
Copyright ©2023 Emilia Mastrolonardo
Primera Edición
ISBN: 9798343099959

Toda precaución fue tomada para asegurar la fiabilidad del contenido, sin embargo, el autor no puede asumir la responsabilidad por las correcciones que se puedan generar de la información suministrada. Estas referencias están sujetas a cambio sin previo aviso. Todos los derechos reservados. Esta publicación no puede ser reproducida, ni en todo ni en parte, ni registrada en o transmitida por, un sistema de recuperación de información, en ninguna forma ni por ningún medio, sea digital, electrónico, por fotocopia, o cualquier Otro, sin el permiso previo del autor.

Índice

Introducción	1
Parte I: Fundamentos del Branding Odontológico	8
Capítulo 1: Introducción al Branding en el Contexto Odontológico	8
1.1. Definición de branding	8
1.2. Importancia del branding en odontología	13
1.3. Historia del branding en la odontología	21
1.4. Diferencias entre branding y marketing	26
1.5. Beneficios del branding para clínicas odontológicas	32
Capítulo 2: Psicología del Paciente y Percepción de Marca	40
2.1. Comportamiento del paciente en odontología	41
2.2. Factores que influyen en la percepción de marca	45
2.3. Construcción de la confianza del paciente	51
2.4. Experiencia del paciente y su impacto en la marca	56
2.5. Técnicas para medir la percepción de marca	61
Parte II: Componentes Esenciales del Branding Odontológico	71
Capítulo 3: Identidad Visual y Corporativa	71
3.1. Elementos de la identidad visual	71
3.2. Diseño de logotipos odontológicos	76
3.3. Paleta de colores y su significado	80
3.4. Tipografía y diseño gráfico en odontología	84
3.5. Manual de marca: creación y aplicación	88
Capítulo 4: Comunicación y Estrategias de Marketing	98
4.1. Comunicación efectiva con los pacientes	98
4.2. Estrategias de marketing digital	102
4.3. Publicidad en medios tradicionales y digitales	107
4.4. Marketing de contenido en odontología	111
4.5. Gestión de redes sociales y reputación online	115

Capítulo 5: Experiencia del Paciente y Fidelización   **122**
5.1. Diseño de la experiencia del paciente   122
5.2. Creación de un ambiente acogedor en la clínica   127
5.3. Programas de fidelización de pacientes   131
5.4. Encuestas de satisfacción y retroalimentación   136
5.5. Casos de estudio de éxito en fidelización   141

Parte III: Estrategias Avanzadas de Branding   **149**
Capítulo 6: Personalización y Segmentación de Mercados   **149**
6.1. Análisis de segmentación de pacientes   149
6.2. Técnicas de personalización del servicio   156
6.3. Uso de CRM en la gestión de pacientes   162
6.4. Estrategias de marketing directo   169
6.5. Caso práctico de segmentación y personalización   176

Capítulo 7: Innovación y Tecnologías Emergentes   **187**
7.1. Integración de tecnologías en la práctica odontológica   187
7.2. Realidad aumentada y virtual en odontología   193
7.3. Teleodontología y su impacto en el branding   198
7.4. Big data y análisis predictivo   203
7.5. Tendencias futuras en branding odontológico   209

Capítulo 8: Gestión de Crisis y Reputación   **218**
8.1. Identificación y prevención de crisis   218
8.2. Planes de respuesta ante crisis   225
8.3. Gestión de la reputación online   231
8.4. Estrategias de comunicación en tiempos de crisis   237
8.5. Ejemplos de gestión exitosa de crisis   242

Parte IV: Implementación y Evaluación del Branding   **249**
Capítulo 9: Planificación y Ejecución de Estrategias de Branding   **249**
9.1. Desarrollo de un plan de branding integral   249
9.2. Asignación de recursos y presupuesto   256

9.3. Implementación de campañas de branding — 261
9.4. Evaluación y ajuste de estrategias — 266
9.5. Herramientas y software para la gestión de branding — 271

Capítulo 10: Medición del Retorno de Inversión en Branding — **281**
10.1. Indicadores clave de rendimiento (KPI) — 281
10.2. Métodos de medición del ROI en branding — 286
10.3. Análisis de resultados y optimización — 291
10.4. Estudios de caso de ROI en branding odontológico — 298
10.5. Presentación de informes y métricas — 301

Parte V: Casos de Estudio y Entrevistas — **309**
Capítulo 11: Casos de Estudio de Clínicas Odontológicas Exitosas — **309**
11.1. Clínica A: Transformación de marca y resultados — 309
11.2. Clínica B: Innovación en marketing digital — 312
11.3. Clínica C: Estrategias de fidelización efectivas — 314
11.4. Clínica D: Gestión de crisis y recuperación de la reputación — 316
11.5. Clínica E: Integración de tecnologías avanzadas — 318

Parte VI: Conclusiones y Recursos Adicionales — **321**
Capítulo 12: Reflexiones Finales y Futuro del Branding Odontológico — **321**
12.1. Resumen de aprendizajes clave — 321
12.2. Desafíos y oportunidades futuras — 325
12.3. Importancia de la evolución continua — 327
12.4. Recomendaciones para nuevas prácticas — 329
12.5. Impacto del branding en la odontología del siglo XXI — 331

Capítulo 13: Recursos y Herramientas para Profesionales de la Odontología — **333**
13.1. Libros y artículos recomendados — 333
13.2. Plataformas y software útiles — 337

13.3. Cursos y certificaciones en branding y marketing   340
13.4. Redes profesionales y grupos de apoyo   342
13.5. Herramientas de autoevaluación y mejora continua   346

Apéndices   **347**
Apéndice A: Glosario de Términos de Branding y Marketing   347
Apéndice B: Referencias Bibliográficas
   353

Introducción

En la actualidad, el campo de la odontología ha trascendido su tradicional enfoque clínico para convertirse en una disciplina que integra diversas áreas del conocimiento, incluyendo el marketing y la gestión empresarial. Esta evolución responde a la creciente competencia en el sector salud, donde las clínicas dentales no solo deben ofrecer servicios de alta calidad, sino también diferenciarse y posicionarse estratégicamente en un mercado saturado. En este contexto, el branding y el marketing digital han emergido como herramientas indispensables para garantizar el éxito y la sostenibilidad de una práctica odontológica.

El propósito de este libro es proporcionar una guía exhaustiva y académica sobre la implementación y evaluación de estrategias de branding y marketing en el ámbito de la odontología. Dirigido tanto a profesionales de la salud dental como a gestores y consultores de marketing, este texto aborda de manera integral las diversas facetas que conforman el branding en una clínica dental, desde la conceptualización inicial hasta la medición del retorno de inversión (ROI).

La importancia del branding en odontología radica en su capacidad para construir una identidad sólida y coherente que resuene con los pacientes y diferencie a la clínica de sus competidores. A diferencia de otras ramas del marketing, el branding en salud debe navegar cuidadosamente entre la promoción de servicios y el mantenimiento de una reputación ética y profesional. Este equilibrio es crucial, ya que los pacientes no solo buscan tratamientos efectivos, sino también confianza y seguridad en el proveedor de servicios. El branding odontológico, por lo tanto, no es simplemente una cuestión de estética o publicidad, sino una estrategia integral que influye en la percepción y experiencia del paciente en cada punto de contacto con la clínica.

Evolución del Marketing en Odontología

Históricamente, la odontología se enfocaba casi exclusivamente en la prestación de servicios clínicos, con poca o ninguna atención a los aspectos de marketing. Las decisiones de los pacientes sobre qué clínica visitar estaban influenciadas principalmente por la ubicación, las recomendaciones de boca en boca y la reputación general del profesional. Sin embargo, la globalización y el avance de las tecnologías de la información han transformado radicalmente este escenario. Hoy en día, los pacientes tienen acceso a una vasta cantidad de información en línea, lo que les permite comparar servicios, leer reseñas y evaluar opciones antes de tomar una decisión. En este nuevo entorno, las clínicas dentales no solo compiten a nivel local, sino también con prácticas en otras regiones e incluso países, especialmente con el crecimiento del turismo dental.

Este cambio en el comportamiento del consumidor ha obligado a las clínicas dentales a adoptar un enfoque más estratégico y deliberado en su marketing. Ya no es suficiente ser un excelente clínico; los odontólogos deben ser también buenos empresarios y estrategas de marketing. Esto ha llevado a la adopción de técnicas avanzadas de marketing digital, como la optimización de motores de búsqueda (SEO), el marketing en redes sociales, la gestión de la reputación online y la publicidad digital, entre otros.

El Concepto de Branding en Odontología

El branding, en su esencia, es la práctica de crear una marca fuerte, clara y distintiva que resuene en la mente de los consumidores. En el contexto de la odontología, el branding abarca mucho más que un logotipo o un nombre atractivo; se trata de construir una percepción que inspire confianza, profesionalismo y cuidado. Para una clínica dental, el branding efectivo se refleja en cómo los pacientes perciben la calidad del servicio, la competencia del personal, la comodidad de las instalaciones y la atención al cliente.

Una marca fuerte en odontología puede convertirse en un activo valioso, ya que no solo atrae a nuevos pacientes, sino que también fomenta la lealtad entre los existentes. Los pacientes que confían en una marca específica son más propensos a regresar para futuros tratamientos y a recomendar la clínica a otros, lo que a su vez refuerza el crecimiento sostenido de la práctica. En este sentido, el branding no es un costo, sino una inversión estratégica que puede generar retornos significativos a lo largo del tiempo.

Componentes Clave del Branding Odontológico

El proceso de construir una marca sólida en odontología implica varios componentes clave, cada uno de los cuales contribuye a la percepción general que los pacientes tienen de la clínica. Estos componentes incluyen:

1. **Identidad de Marca**: La identidad de marca es la manifestación visual y verbal de la clínica, que incluye el nombre, logotipo, paleta de colores, tipografía, y el tono de la comunicación. Una identidad de marca coherente y bien diseñada ayuda a crear una primera impresión positiva y profesional.

2. **Propuesta de Valor**: La propuesta de valor es la declaración clara de los beneficios únicos que la clínica ofrece a sus pacientes. Esto podría incluir aspectos como la calidad del servicio, la tecnología avanzada, la atención personalizada, o la experiencia y reputación del equipo dental. La propuesta de valor es lo que diferencia a la clínica de sus competidores y justifica la elección por parte del paciente.

3. **Experiencia del Paciente**: La experiencia del paciente es un componente crítico del branding en odontología. Cada interacción, desde la primera llamada telefónica hasta la visita a la clínica y el seguimiento post-tratamiento, contribuye a la percepción general de la marca. Una experiencia positiva puede convertir a un paciente en un defensor de la marca, mientras que una experiencia negativa puede tener el efecto contrario.

4. **Comunicación y Mensaje de Marca**: La comunicación efectiva es esencial para transmitir el mensaje de la marca a los pacientes actuales y

potenciales. Esto incluye la publicidad, el contenido del sitio web, las publicaciones en redes sociales, y cualquier otro punto de contacto con los pacientes. El mensaje de la marca debe ser coherente y alinearse con los valores y la propuesta de valor de la clínica.

5. **Reputación Online**: En la era digital, la reputación online es tan importante como la reputación offline. Las reseñas y testimonios de pacientes en sitios web como Google My Business, Yelp y plataformas de redes sociales pueden influir significativamente en la decisión de los nuevos pacientes. Gestionar activamente la reputación online es esencial para mantener una imagen de marca positiva.

El Rol del Marketing Digital en el Branding Odontológico

El marketing digital ha revolucionado la forma en que las clínicas dentales pueden promover sus servicios y construir su marca. A través de herramientas como el SEO, la publicidad en redes sociales, el marketing por correo electrónico y el marketing de contenidos, las clínicas pueden llegar a un público más amplio y específico con una inversión relativamente baja en comparación con los métodos tradicionales de publicidad.

El SEO, por ejemplo, permite que la clínica aparezca en los primeros resultados de búsqueda cuando los pacientes potenciales buscan servicios dentales en su área. Esto no solo aumenta la visibilidad de la clínica, sino que también refuerza la percepción de la marca como líder en su campo.

De manera similar, las redes sociales ofrecen una plataforma para interactuar directamente con los pacientes, responder a sus preguntas y construir una comunidad en torno a la marca.

Medición y Evaluación del Branding en Odontología

Un aspecto fundamental del branding en odontología es la capacidad de medir y evaluar el impacto de las estrategias implementadas. A diferencia de otras áreas del marketing, donde los resultados pueden ser más inmediatos y tangibles, los beneficios del branding suelen ser a largo plazo y pueden ser más difíciles de cuantificar. Sin embargo, es posible medir el éxito del branding a través de indicadores clave de rendimiento (KPI) como el reconocimiento de marca, la tasa de retención de pacientes, la satisfacción del paciente y el retorno de inversión (ROI).

La medición del ROI en branding es particularmente importante para justificar las inversiones en marketing y para ajustar las estrategias según sea necesario. A través de un análisis detallado de los resultados, las clínicas pueden identificar qué tácticas están funcionando y cuáles necesitan ser revisadas o mejoradas.

Desafíos y Oportunidades en el Branding Odontológico

A pesar de sus numerosos beneficios, el branding en odontología también enfrenta desafíos significativos. Uno de los principales desafíos es el equilibrio entre la promoción de la clínica y el mantenimiento de la ética profesional. Es crucial que las estrategias de marketing no comprometan la integridad del servicio clínico ni la confianza del paciente. Otro desafío es la creciente competencia en el mercado, que exige que las clínicas sean innovadoras y estén dispuestas a adaptarse rápidamente a los cambios en las expectativas de los pacientes y las tendencias del mercado.

Sin embargo, estos desafíos también presentan oportunidades. La clínica dental que pueda diferenciarse de manera efectiva y mantener un enfoque centrado en el paciente estará bien posicionada para prosperar en un entorno competitivo. Además, el avance continuo de la tecnología digital ofrece nuevas herramientas y plataformas para el branding, lo que permite a las clínicas explorar enfoques innovadores para llegar a su audiencia y construir relaciones duraderas con sus pacientes.

Visión de Futuro: El Branding en la Odontología del Mañana

Mirando hacia el futuro, es evidente que el branding en odontología seguirá evolucionando, impulsado por las tendencias emergentes en tecnología, comportamiento del consumidor y sostenibilidad. La personalización, por ejemplo, se convertirá en un factor clave en el branding, con las clínicas utilizando datos y análisis avanzados para ofrecer experiencias altamente personalizadas a sus pacientes. La sostenibilidad también jugará un papel más prominente, ya que los pacientes se vuelven más conscientes de la responsabilidad social y ambiental de las empresas que eligen apoyar.

Parte I: Fundamentos del Branding Odontológico

Capítulo 1: Introducción al Branding en el Contexto Odontológico

1.1 Definición de Branding

El término "branding" es un concepto integral y multifacético que ha evolucionado significativamente desde sus primeras connotaciones comerciales hasta convertirse en un pilar fundamental en la gestión de marcas en diversas industrias, incluyendo la odontología. Derivado del inglés "brand", que significa "marca", el branding abarca todas las estrategias, acciones y comunicaciones diseñadas para construir, mantener y gestionar una marca de manera efectiva y coherente.

Desde una perspectiva etimológica, el branding originalmente se refería a la práctica de marcar con hierro caliente el ganado para indicar propiedad. Con el tiempo, esta noción de marcar se trasladó al ámbito empresarial, donde comenzó a referirse a la identificación de productos y servicios ofrecidos por una empresa en particular. Sin embargo, en el contexto contemporáneo, el branding ha trascendido esta definición básica para convertirse en un proceso estratégico que involucra la creación y gestión de una percepción positiva y consistente en la mente de los consumidores sobre una marca. Este proceso incluye la gestión de la identidad visual, los mensajes de marketing, las experiencias del cliente, la cultura corporativa y, en última instancia, la reputación de la empresa o marca en el mercado.

En la odontología, el branding es fundamental para crear una identidad que resuene con los valores, necesidades y expectativas de los pacientes. A diferencia de otros sectores donde las decisiones de compra pueden ser impulsivas o basadas en conveniencia, la elección de un proveedor de servicios odontológicos suele estar profundamente influenciada por la confianza, la reputación y la experiencia percibida. Así, el branding en odontología va más allá de un simple logotipo o nombre comercial; implica la creación de una marca que encapsule la esencia y los valores de la clínica, y que sea percibida por los pacientes como un símbolo de confianza, profesionalismo y cuidado.

Componentes del Branding

Para entender a fondo el branding en odontología, es crucial desglosar sus componentes principales, que incluyen:

1. **Identidad Visual:** Esta es la representación gráfica y visual de la marca, que incluye el logotipo, la paleta de colores, la tipografía y otros elementos de diseño que crean una imagen reconocible y distintiva. La identidad visual es el primer punto de contacto con los pacientes y juega un papel crucial en la creación de una impresión duradera.

2. **Posicionamiento:** Se refiere a cómo se percibe la marca en la mente de los pacientes en comparación

con las marcas competidoras. El posicionamiento eficaz asegura que la clínica dental sea vista como una opción preferida basada en atributos únicos, como la calidad del servicio, la especialización en tratamientos específicos, o el enfoque en la comodidad del paciente.

3. **Mensajes de Marketing:** Estos son los mensajes clave que comunican los valores, la misión y la propuesta de valor de la clínica. Incluyen eslóganes, contenidos de redes sociales, campañas publicitarias y otros medios de comunicación que transmiten la personalidad de la marca y su promesa de valor.

4. **Experiencia del Paciente:** Este es un componente fundamental del branding en odontología. La experiencia del paciente abarca todas las interacciones que un paciente tiene con la clínica, desde la programación de citas hasta la consulta y el seguimiento post-tratamiento. Una experiencia del paciente positiva refuerza la percepción de la marca y promueve la lealtad.

5. **Cultura Corporativa:** La cultura de la clínica dental, es decir, los valores, las creencias y los comportamientos que caracterizan la organización, también es una parte integral del branding. Una cultura corporativa positiva que se refleja en el trato al paciente y en las prácticas laborales contribuye significativamente a la percepción de la marca.

6. **Reputación:** Finalmente, la reputación de la clínica dental, construida a través de años de servicio y la satisfacción del paciente, es una parte crítica del branding. La reputación afecta directamente la confianza del paciente y la probabilidad de que la clínica sea recomendada a otros.

Branding en el Contexto Odontológico

En el ámbito odontológico, el branding tiene un papel crucial que va más allá de la simple identificación de la clínica. Implica la creación de una percepción que resuene con las expectativas emocionales y racionales de los pacientes. Dado que la odontología involucra un grado considerable de intimidad y confianza, donde los pacientes confían su salud bucal y, en muchos casos, su apariencia física a los profesionales de la clínica, el branding debe abordar estos aspectos sensibles de manera eficaz.

En un mercado altamente competitivo, donde las diferencias en los servicios pueden ser sutiles, el branding se convierte en un diferenciador clave. Las clínicas que gestionan eficazmente su marca pueden destacar por su enfoque único, ya sea en tecnología avanzada, atención personalizada, ambiente acogedor o especialización en tratamientos estéticos. A través del branding, las clínicas pueden comunicar claramente estos diferenciadores y atraer a un segmento de pacientes que valora esos aspectos específicos.

Además, el branding en odontología también es esencial para la retención de pacientes. Una vez que un paciente elige una clínica dental, la marca debe seguir cumpliendo y superando sus expectativas para mantener su lealtad. Esto se logra a través de la consistencia en la calidad del servicio, la comunicación efectiva y la construcción de una relación de confianza continua.

1.2 Importancia del Branding en Odontología

La importancia del branding en odontología radica en su capacidad para influir directamente en la percepción del paciente, lo que a su vez impacta en la decisión del paciente de elegir una clínica sobre otra y su lealtad a largo plazo. En un mercado saturado de opciones, el branding ofrece una forma de destacarse y construir una identidad única que resuene con los pacientes.

Diferenciación en un Mercado Competitivo

El mercado odontológico, especialmente en áreas urbanas, es altamente competitivo. Con un gran número de clínicas ofreciendo servicios similares, la diferenciación se convierte en un desafío clave. El branding permite a las clínicas definir y comunicar claramente lo que las hace diferentes y mejores que la competencia. Esto podría ser la calidad del servicio, la especialización en ciertas áreas, la tecnología avanzada, o un enfoque en la comodidad y la experiencia del paciente. Según Kotler y Keller (2016), el branding es esencial para crear una propuesta de valor que no solo atraiga a nuevos pacientes, sino que también retenga a los actuales.

Una clínica que se diferencia a través del branding puede influir en la percepción del paciente de que está recibiendo un servicio superior, lo que puede justificar precios más altos y promover la lealtad. Esta diferenciación también facilita la segmentación del mercado, permitiendo a la clínica orientar sus esfuerzos de marketing hacia un público objetivo específico que valora los atributos destacados de la marca.

Creación de Confianza y Credibilidad

La confianza es un factor crucial en la elección de un proveedor de servicios odontológicos. Los pacientes buscan seguridad y tranquilidad en la calidad de la atención que recibirán. Un branding eficaz construye y refuerza esta confianza a través de la consistencia en los mensajes de marketing, la calidad del servicio y las experiencias del paciente. De acuerdo con Aaker (1996), la confianza es uno de los pilares del valor de marca, y en la odontología, donde las decisiones de tratamiento a menudo involucran costos significativos y un impacto duradero en la salud y la estética del paciente, esta confianza es aún más vital.

La credibilidad, que está estrechamente relacionada con la confianza, se construye a través de años de experiencia, testimonios de pacientes satisfechos y una reputación de excelencia en el cuidado dental. Una marca creíble es aquella que los pacientes sienten que pueden confiar para ofrecer resultados consistentes y de alta calidad, y que también es transparente en su comunicación sobre procedimientos, costos y expectativas.

Fidelización de Pacientes

La lealtad del paciente es uno de los activos más valiosos para una clínica dental. El branding juega un papel crucial en la creación y mantenimiento de esta lealtad. Una marca fuerte crea una conexión emocional con los pacientes, lo que les hace sentirse valorados y comprendidos. Cuando los pacientes se identifican con los valores de una clínica y perciben que su bienestar es una prioridad, es más probable que continúen eligiendo esa clínica para sus necesidades odontológicas futuras.

Según Keller (2003), el branding también contribuye a la lealtad del paciente al facilitar la creación de una experiencia del paciente positiva y memorable. Las experiencias coherentes y satisfactorias refuerzan la percepción positiva de la marca, lo que hace que los pacientes estén más dispuestos a volver y a recomendar la clínica a otros. En el contexto odontológico, donde las visitas pueden ser percibidas como incómodas o estresantes, la capacidad de una marca para crear una experiencia de paciente positiva puede ser un diferenciador clave en la fidelización.

Mitigación de la Competencia Basada en el Precio

En un mercado donde las clínicas pueden competir ferozmente en precio, el branding ofrece una alternativa poderosa para evitar la erosión del valor percibido. Al crear una marca fuerte que comunica calidad, confianza y una experiencia superior, las clínicas pueden justificar precios más altos y evitar competir únicamente en costos. Los pacientes están dispuestos a pagar más por un servicio que perciben como valioso y que está alineado con sus expectativas y necesidades emocionales.

El branding eficaz puede cambiar el enfoque de la decisión del paciente del precio a otros factores, como la confianza en el profesional, la comodidad del entorno de la clínica y la calidad percibida del servicio. Esto no solo protege los márgenes de la clínica, sino que también asegura un posicionamiento de mercado más sostenible a largo plazo.

Creación de Valor de Marca (Brand Equity)

El valor de marca o brand equity es la percepción positiva acumulada que los consumidores tienen sobre una marca, y es un componente crítico del éxito a largo plazo de una clínica dental. Keller (2003) define el valor de marca como el efecto diferencial que el conocimiento de la marca tiene sobre la respuesta del consumidor a la comercialización de la marca. En odontología, una marca con un alto valor de marca se asocia con calidad, confianza y satisfacción del paciente.

El valor de marca se construye a lo largo del tiempo a través de la consistencia en la entrega de una experiencia de alta calidad y la gestión eficaz de la reputación de la clínica. Este valor no solo mejora la capacidad de la clínica para atraer y retener pacientes, sino que también se traduce en beneficios financieros tangibles, como la capacidad de cobrar precios premium, una mayor retención de pacientes y un menor costo de adquisición de nuevos pacientes.

Un alto valor de marca también ofrece una ventaja competitiva al proporcionar una barrera contra la competencia. Las clínicas con un valor de marca fuerte están mejor posicionadas para resistir la entrada de nuevos competidores y para navegar las fluctuaciones del mercado. Además, el valor de marca puede ser un activo estratégico que permite a la clínica expandirse en nuevas áreas de servicio o ubicaciones con una mayor probabilidad de éxito.

Impacto en la Reputación y Manejo de Crisis

El branding no solo es importante para la construcción de una imagen positiva, sino que también juega un papel crucial en la gestión de la reputación de la clínica. En la era digital, donde las reseñas en línea y los testimonios de pacientes pueden influir significativamente en la percepción pública, una marca bien establecida puede ayudar a mitigar el impacto de comentarios negativos o crisis imprevistas.

Una marca fuerte y bien gestionada proporciona un marco a través del cual se puede abordar y resolver problemas de reputación. Por ejemplo, si una clínica enfrenta una crítica negativa en línea, una marca que ya ha establecido una reputación de transparencia, calidad y cuidado puede responder de manera que minimice el daño potencial y mantenga la confianza del paciente.

El manejo de crisis es otra área donde el branding es fundamental. En situaciones de crisis, ya sea un problema clínico, una controversia interna o una mala interpretación de las intenciones de la clínica, una marca sólida ofrece la base para una comunicación efectiva y una respuesta estratégica. Los pacientes que han desarrollado una relación de confianza con la marca son más propensos a dar el beneficio de la duda y a permanecer leales durante y después de la crisis.

Comunicación de la Propuesta de Valor

El branding es una herramienta esencial para la comunicación de la propuesta de valor de una clínica dental. La propuesta de valor se refiere a los beneficios únicos que la clínica ofrece a sus pacientes y que la diferencian de la competencia. Esta propuesta debe estar claramente articulada y consistentemente comunicada a través de todos los canales de marketing y en cada interacción con el paciente.

Una propuesta de valor efectiva resuena con las necesidades y deseos de los pacientes, y el branding ayuda a comunicar esta propuesta de manera que sea atractiva y convincente. Por ejemplo, una clínica que se especializa en odontología estética puede utilizar su marca para comunicar un enfoque en la belleza natural, la confianza personal y la atención detallada, lo que atrae a pacientes que valoran esos aspectos.

El branding también facilita la alineación interna en torno a la propuesta de valor, asegurando que todo el equipo de la clínica esté comprometido con los mismos objetivos y principios, lo que a su vez se traduce en una experiencia del paciente más coherente y alineada con las expectativas establecidas por la marca.

Unificación y Motivación del Equipo

El impacto del branding no se limita a los pacientes; también tiene un efecto significativo en el equipo interno de la clínica. Un branding eficaz puede unificar al equipo dental en torno a una visión y misión comunes, creando un sentido de propósito compartido. Cuando todos los miembros del equipo comprenden y se alinean con los valores de la marca, esto se refleja en su desempeño diario y en la calidad de la atención que brindan a los pacientes.

La marca también sirve como una fuente de motivación y orgullo para el equipo. Trabajar para una clínica que es conocida y respetada en la comunidad puede aumentar la moral y el compromiso del personal, lo que se traduce en una menor rotación de empleados y una mayor satisfacción laboral. Además, un equipo motivado y cohesionado es más capaz de ofrecer una experiencia del paciente excepcional, lo que a su vez refuerza la percepción positiva de la marca.

Contribución a la Sostenibilidad del Negocio

El branding juega un papel crucial en la sostenibilidad a largo plazo de una clínica dental. Una marca fuerte y bien gestionada no solo atrae y retiene pacientes, sino que también permite a la clínica navegar los desafíos del mercado, como la competencia, las fluctuaciones económicas y los cambios en las preferencias del consumidor.

La sostenibilidad también se relaciona con la capacidad de la clínica para adaptarse a nuevas tecnologías, cambios regulatorios y expectativas de los pacientes. Un branding flexible y adaptable puede evolucionar con el tiempo para mantenerse relevante y efectivo, asegurando que la clínica continúe prosperando en un entorno en constante cambio.

Aumento de la Rentabilidad

Finalmente, el branding en odontología tiene un impacto directo en la rentabilidad de la clínica. Al diferenciar la clínica, construir confianza, fidelizar a los pacientes y comunicar una propuesta de valor clara, el branding contribuye a la generación de ingresos sostenibles y a la maximización del retorno de la inversión en marketing y desarrollo de la marca.

Una clínica con una marca fuerte puede atraer a un mayor número de pacientes, justificar precios más altos y reducir la necesidad de gastar grandes sumas en campañas de marketing agresivas. Además, la fidelización de pacientes que resulta de un branding eficaz reduce los costos de adquisición de nuevos pacientes y aumenta el valor de vida del paciente, lo que se traduce en una mayor rentabilidad a largo plazo.

1.3 Historia del Branding en la Odontología

La historia del branding en la odontología refleja la evolución del campo a medida que las clínicas dentales han pasado de depender exclusivamente de la reputación personal del dentista a adoptar enfoques más estructurados y estratégicos para diferenciarse en un mercado cada vez más competitivo. La evolución del branding en la odontología es un espejo de los cambios tecnológicos, sociales y económicos que han influido en la práctica de la odontología, y subraya cómo la identidad de una clínica dental ha sido moldeada por estos factores a lo largo del tiempo.

Primera Etapa: Dependencia del Boca a Boca y Reputación Personal

Durante gran parte del siglo XX, la reputación personal del dentista era el principal factor determinante en la atracción y retención de pacientes. En esta época, el "branding" tal como lo entendemos hoy en día no existía en el ámbito odontológico. Las clínicas dentales operaban en gran medida como negocios familiares o individuales, donde el éxito dependía del boca a boca, la proximidad geográfica y la habilidad profesional del dentista. La confianza del paciente se basaba casi exclusivamente en la recomendación de amigos, familiares o conocidos, y la relación personal entre el dentista y sus pacientes era el pilar de la práctica.

Este enfoque centrado en la reputación personal tenía sus limitaciones. Las clínicas dentales que no contaban con una sólida red de referencias personales a menudo luchaban por atraer nuevos pacientes, especialmente en mercados donde la competencia comenzaba a crecer. Además, la falta de una identidad de marca formal significaba que la clínica tenía pocas herramientas para diferenciarse de otras en la misma área.

Segunda Etapa: Formalización del Branding en los Años 1980

La década de 1980 marcó un punto de inflexión en la historia del branding en odontología, coincidiendo con un cambio más amplio en la forma en que se comercializaban los servicios profesionales. Durante este período, el marketing dental comenzó a tomar forma como una disciplina más estructurada, y con él, el concepto de branding empezó a adquirir un papel más formal dentro de las estrategias comerciales de las clínicas dentales.

En esta época, las clínicas dentales comenzaron a desarrollar identidades visuales más definidas. Esto incluía la creación de logotipos distintivos, eslóganes memorables y el uso de medios tradicionales de comunicación como la radio, la televisión y la publicidad impresa para promover sus servicios. Este fue un período de transición donde las clínicas empezaron a reconocer la importancia de diferenciarse en un mercado en crecimiento. La identidad visual se convirtió en una herramienta clave para comunicar la profesionalidad y la especialización de la clínica, ayudando a crear una primera impresión positiva en los potenciales pacientes.

El desarrollo de identidades visuales y la inversión en publicidad reflejaron una mayor conciencia de la necesidad de gestionar activamente cómo se percibía la clínica dental en el mercado. Además, durante este período, se vio un crecimiento en la demanda de servicios odontológicos más especializados, como la ortodoncia y la odontología estética, lo que impulsó aún más la necesidad de que las clínicas se diferenciaran y construyeran marcas fuertes que pudieran atraer a pacientes en busca de estos servicios específicos.

Tercera Etapa: La Era Digital y la Transformación del Branding a Partir de los Años 2000

El cambio más significativo en la historia del branding en odontología ocurrió a partir de los años 2000, con la proliferación de Internet y el auge de las redes sociales. Estos desarrollos tecnológicos transformaron radicalmente el panorama del marketing dental, brindando nuevas oportunidades para que las clínicas alcanzaran a un público más amplio y tecnológicamente sofisticado.

La aparición de sitios web profesionales se convirtió en un componente esencial del branding odontológico. Las clínicas dentales comenzaron a invertir en el diseño y desarrollo de sitios web que no solo ofrecieran información básica sobre los servicios, sino que también reflejaran la identidad de la marca y proporcionaran una experiencia de usuario positiva. Estos sitios web fueron diseñados para ser atractivos, fáciles de navegar y optimizados para los motores de búsqueda, lo que permitió a las clínicas llegar a una audiencia global en lugar de limitarse a su comunidad local.

Además, las redes sociales emergieron como plataformas poderosas para el branding odontológico. Facebook, Twitter, Instagram y, más recientemente, TikTok, se convirtieron en canales donde las clínicas podían interactuar directamente con sus pacientes, compartir contenido educativo y promocional, y construir comunidades en línea en torno a su marca. La capacidad de interactuar en tiempo real con los pacientes a través de las redes sociales permitió a las clínicas no solo promover sus servicios, sino también construir relaciones más profundas y significativas con sus pacientes.

Con la digitalización del marketing dental, las clínicas también adquirieron un mayor control sobre cómo se percibía su marca. A través de herramientas de análisis digital, como Google Analytics y las métricas de redes sociales, las clínicas podían monitorear en tiempo real cómo los pacientes interactuaban con su marca, ajustar sus estrategias en consecuencia y medir el impacto de sus campañas de branding con una precisión sin precedentes.

La era digital también facilitó la implementación de estrategias de marketing de contenido, que se convirtieron en un componente clave del branding odontológico. Las clínicas comenzaron a crear blogs, videos educativos, webinars y otros tipos de contenido que no solo promocionaban sus servicios, sino que también educaban a los pacientes sobre la salud bucal. Este enfoque no solo fortaleció la posición de las clínicas como expertos en su campo, sino que también ayudó a construir confianza y credibilidad entre sus pacientes.

En resumen, la historia del branding en odontología es una narrativa de evolución y adaptación a las nuevas tecnologías y tendencias del mercado. Desde la dependencia del boca a boca y la reputación personal, pasando por la formalización del branding en la década de 1980, hasta la revolución digital a partir de los años 2000, el branding en odontología ha crecido hasta convertirse en una herramienta indispensable para la construcción de marcas fuertes y duraderas que resuenan con los pacientes en un mercado competitivo.

1.4 Diferencias entre Branding y Marketing

Aunque a menudo se utilizan de manera intercambiable en el discurso popular, branding y marketing son conceptos distintos pero complementarios en la gestión de una clínica dental. Comprender las diferencias entre estos dos términos es crucial para cualquier estrategia de negocio, ya que ambos desempeñan roles únicos pero interrelacionados en la construcción de una marca y en la promoción de los servicios de una clínica dental.

Definición de Branding

El branding es un proceso estratégico a largo plazo que implica la creación y gestión de una identidad de marca única y coherente. Según Aaker (1996), el branding es el proceso mediante el cual una empresa define su promesa de valor, establece su identidad visual y comunica su personalidad de marca de manera que resuene con su audiencia objetivo. En el contexto de una clínica dental, el branding incluye la definición de la misión, visión, valores y la creación de una identidad visual coherente que refleje estos principios fundamentales.

El branding también abarca la percepción de la marca en la mente de los pacientes y del público en general. Esta percepción se construye a través de todas las interacciones que los pacientes tienen con la clínica, desde la primera visita al sitio web hasta la experiencia en la sala de espera y el trato recibido por el personal. Es un proceso continuo que busca construir una percepción sólida y duradera en la mente de los pacientes y de la comunidad, una percepción que debe ser gestionada y adaptada a lo largo del tiempo para mantenerse relevante y eficaz.

Definición de Marketing

Por otro lado, el marketing es la táctica que lleva la promesa de valor establecida por el branding al mercado. El marketing incluye todas las actividades y estrategias diseñadas para promocionar los servicios de una clínica dental, atraer nuevos pacientes y mantener a los actuales. Estas actividades pueden incluir publicidad, promociones, marketing digital, relaciones públicas, eventos y otras tácticas de comunicación.

A diferencia del branding, que es un proceso estratégico a largo plazo, el marketing es a menudo más táctico y se centra en alcanzar objetivos específicos a corto y medio plazo. Por ejemplo, una campaña de marketing puede estar diseñada para atraer un número específico de nuevos pacientes en un período determinado o para promocionar un nuevo servicio que la clínica está ofreciendo. Mientras que el branding establece quién eres como clínica dental, el marketing se enfoca en cómo comunicas esa identidad y cómo atraes y mantienes a tus pacientes.

Relación entre Branding y Marketing

Aunque son distintos, branding y marketing están intrínsecamente relacionados y se apoyan mutuamente. Un branding sólido proporciona la base sobre la cual se construyen todas las actividades de marketing. Sin un branding fuerte, las estrategias de marketing carecen de un enfoque claro y coherente, lo que puede llevar a mensajes inconsistentes y a una percepción confusa de la marca en la mente de los pacientes.

El branding define la promesa de valor y establece la dirección estratégica de la clínica dental. Define los atributos clave de la marca, como su misión, visión y valores, y los comunica de manera coherente a través de la identidad visual y la experiencia del paciente. Estas definiciones estratégicas proporcionan el marco dentro del cual se desarrollan las tácticas de marketing.

El marketing, por su parte, es la herramienta que lleva esa promesa de valor al mercado. A través de campañas publicitarias, promociones, contenido en redes sociales, y otros esfuerzos de marketing, la clínica dental comunica su propuesta de valor a los pacientes potenciales y existentes. El marketing traduce la identidad de marca definida por el branding en acciones concretas diseñadas para atraer, retener y fidelizar a los pacientes.

Estrategia versus Táctica

Una de las diferencias clave entre branding y marketing es que el primero es estratégico, mientras que el segundo es táctico. El branding es la estrategia de largo plazo que define la identidad de la clínica, mientras que el marketing son las tácticas a corto plazo que se utilizan para comunicar esa identidad y atraer a los pacientes.

El branding se centra en la construcción de una relación emocional con los pacientes. Se trata de cómo los pacientes perciben la clínica, cómo se sienten acerca de ella, y qué asocian con su marca. Es un esfuerzo de largo plazo que no puede ser medido únicamente por el número de nuevos pacientes o el retorno inmediato de la inversión. Más bien, el éxito del branding se mide por la percepción positiva de la marca, la lealtad del paciente y el valor de marca a lo largo del tiempo.

El marketing, por otro lado, es más táctico y se enfoca en la ejecución de campañas específicas diseñadas para generar resultados medibles. Las métricas clave del marketing incluyen el número de nuevos pacientes, la tasa de conversión, el retorno de la inversión en campañas publicitarias, entre otras. Si bien el marketing se beneficia de un branding fuerte, sus resultados son más inmediatos y cuantificables.

Cohesión y Consistencia

Una de las claves del éxito en la integración de branding y marketing es la cohesión y consistencia entre ambos. Un branding sólido asegura que todas las actividades de marketing estén alineadas con los valores y la identidad de la marca, lo que se traduce en mensajes coherentes y consistentes que refuerzan la percepción de la marca en la mente de los pacientes.

La consistencia en el branding y el marketing es crucial para construir y mantener la confianza del paciente. Los pacientes deben experimentar la misma identidad de marca, independientemente de cómo interactúen con la clínica. Esto significa que el mensaje y la promesa de valor deben ser coherentes en todos los puntos de contacto, desde la publicidad en línea hasta la experiencia en la clínica. La coherencia en la comunicación y la experiencia del paciente fortalece la percepción de la marca y aumenta la lealtad del paciente.

Branding como Diferenciador en un Mercado Competitivo

En un mercado cada vez más competitivo, el branding se convierte en un diferenciador clave que puede ayudar a una clínica dental a destacarse. Mientras que las tácticas de marketing pueden ser replicadas por la competencia, un branding sólido y auténtico es único y difícil de imitar. Es la identidad de marca la que diferencia a una clínica de otra y crea una conexión emocional con los pacientes que va más allá de la simple transacción de servicios.

El branding también permite a las clínicas competir en factores distintos al precio. Al construir una marca fuerte que resuene con los valores, necesidades y expectativas de los pacientes, las clínicas pueden justificar precios más altos y evitar la competencia basada únicamente en costos. Los pacientes que se sienten conectados con una marca están dispuestos a pagar más por los servicios que perciben como valiosos y alineados con sus expectativas y necesidades emocionales.

Branding como Herramienta de Fidelización

Otra diferencia clave entre branding y marketing es su papel en la fidelización del paciente. Mientras que el marketing se centra en atraer a nuevos pacientes, el branding es fundamental para mantener la lealtad de los pacientes actuales. Un branding sólido crea una relación duradera entre la clínica y sus pacientes, basada en la confianza, la consistencia y la satisfacción a largo plazo.

La fidelización del paciente es un componente crítico del éxito a largo plazo de una clínica dental, y el branding juega un papel central en este proceso. Los pacientes que se identifican con la marca de una clínica son más propensos a regresar para futuros tratamientos y a recomendar la clínica a amigos y familiares. Además, la fidelización reduce los costos de adquisición de nuevos pacientes, ya que los pacientes leales generan referencias y contribuyen al crecimiento orgánico de la clínica.

Marketing como Motor de Crecimiento

El marketing, por otro lado, es el motor de crecimiento que impulsa la adquisición de nuevos pacientes y la expansión de la base de pacientes de la clínica. A través de campañas de marketing bien ejecutadas, una clínica dental puede aumentar su visibilidad en el mercado, atraer a nuevos pacientes y expandir sus servicios.

El marketing efectivo se basa en la segmentación del mercado, la comprensión de las necesidades del paciente y la creación de mensajes que resuenen con esos pacientes. Las tácticas de marketing pueden incluir publicidad en medios tradicionales y digitales, campañas de marketing en redes sociales, eventos promocionales, y más. Sin embargo, para ser realmente efectivo, el marketing debe estar alineado con la identidad de la marca y reflejar los valores y la promesa de valor de la clínica.

1.5 Beneficios del Branding para Clínicas Odontológicas

El branding, entendido como la gestión estratégica de la identidad y la imagen de una clínica odontológica, ofrece una serie de beneficios significativos que pueden impactar profundamente en la operatividad, el crecimiento y el éxito a largo plazo de la clínica. A continuación, se desarrollan en profundidad los cinco beneficios clave del branding eficaz para las clínicas odontológicas, destacando su relevancia en un contexto de mercado cada vez más competitivo.

1. Diferenciación Competitiva

En un mercado saturado y altamente competitivo como es el de la odontología, la diferenciación es crucial para el éxito. El branding se erige como una herramienta esencial para comunicar de manera clara y efectiva lo que hace única a una clínica dental, estableciendo una identidad distintiva que la separa de sus competidores. Esta diferenciación puede basarse en diversos factores, tales como la especialización en determinados tratamientos, el uso de tecnología avanzada, un enfoque particular en la experiencia del paciente o un compromiso con la sostenibilidad y la responsabilidad social.

El branding permite a una clínica odontológica definir y comunicar su propuesta de valor única (Unique Selling Proposition, USP). Este es el aspecto central que diferencia a la clínica de otras opciones disponibles en el mercado y que, en última instancia, atrae a los pacientes. Por ejemplo, una clínica que se especialice en odontología estética puede posicionarse como líder en este nicho a través de un branding que destaque su experiencia, casos de éxito, y el uso de tecnología de vanguardia como el diseño digital de sonrisas (Digital Smile Design, DSD). Este enfoque no solo atrae a pacientes interesados en mejorar su estética dental, sino que también construye una imagen de marca asociada con la calidad y la innovación.

Además, el branding también permite a las clínicas odontológicas competir en términos de percepción de valor, más allá del precio. En lugar de competir en una carrera hacia abajo en cuanto a costos, una clínica con un branding fuerte puede justificar precios más elevados al comunicar de manera efectiva el valor añadido que ofrece. Este valor puede incluir un servicio al cliente excepcional, un ambiente clínico acogedor, o la tranquilidad que ofrece un equipo profesional altamente cualificado. Así, la diferenciación competitiva mediante el branding no solo permite atraer a nuevos pacientes, sino también asegurar que estos perciban el valor de los servicios ofrecidos, lo cual es crucial en un mercado donde la competencia de precios puede ser feroz.

2. Fidelización de Pacientes

La fidelización de pacientes es otro beneficio crucial del branding eficaz en el contexto odontológico. Los pacientes son más propensos a ser leales a una clínica que tiene una identidad de marca fuerte y coherente, lo que se traduce en un mayor retorno de visitas, recomendaciones y, en última instancia, una fuente estable de ingresos recurrentes.

El branding crea una conexión emocional con los pacientes, algo que es particularmente importante en un campo como la odontología, donde la confianza y la comodidad son esenciales. Esta conexión emocional se construye a través de la consistencia en la experiencia del paciente, desde el primer contacto hasta el tratamiento y el seguimiento. Una clínica que haya establecido un branding coherente y fuerte transmite una sensación de estabilidad y confianza, lo que hace que los pacientes se sientan más seguros al regresar para futuros tratamientos.

Por ejemplo, una clínica que se marca como un lugar donde la comodidad del paciente es una prioridad puede invertir en elementos como la tecnología para la reducción del dolor, la decoración de la clínica para crear un ambiente relajante, y la formación del personal en atención al paciente. Todos estos elementos, cuando se comunican de manera coherente a través del branding, fomentan una lealtad duradera entre los pacientes, que valoran la experiencia positiva y la tranquilidad asociada con la clínica.

Además, un branding fuerte facilita el marketing de boca a boca, que sigue siendo una de las formas más efectivas de atraer nuevos pacientes en el ámbito odontológico. Los pacientes que están satisfechos y sienten una conexión con la marca de la clínica son más propensos a recomendarla a amigos y familiares, ampliando así la base de pacientes de manera orgánica. La fidelización de pacientes, por tanto, no solo asegura ingresos recurrentes, sino que también reduce los costos de adquisición de nuevos pacientes, ya que una base de pacientes leales se convierte en una fuente continua de referencias.

3. Mejora de la Reputación

Una marca bien gestionada puede mejorar significativamente la reputación de una clínica dental en la comunidad, lo cual es fundamental para atraer a nuevos pacientes y mantener la confianza de los existentes. La reputación, en este contexto, se refiere a la percepción que tienen los pacientes y la comunidad en general sobre la calidad de los servicios, la profesionalidad del equipo y la confiabilidad de la clínica.

El branding eficaz contribuye a la construcción de una reputación sólida al asegurar que todos los aspectos de la interacción del paciente con la clínica, desde el primer punto de contacto hasta el seguimiento post-tratamiento, estén alineados con los valores y la identidad de la marca. Esto incluye la coherencia en la comunicación, la calidad del servicio al cliente, y la profesionalidad en la prestación de servicios dentales.

Por ejemplo, una clínica que haya establecido su marca como un líder en innovación tecnológica en odontología debe asegurarse de que esta promesa se refleje en todos los aspectos de su operación. Esto podría implicar la inversión en equipos de última generación, la capacitación continua del personal en nuevas técnicas y tecnologías, y la actualización regular de sus instalaciones. Al cumplir consistentemente con las expectativas establecidas por su branding, la clínica fortalece su reputación como un proveedor de confianza que cumple lo que promete.

Una reputación sólida no solo atrae a nuevos pacientes, sino que también protege a la clínica en tiempos de crisis.

Si bien es inevitable que cualquier negocio enfrente desafíos ocasionales, una marca con una buena reputación es más capaz de superar estos desafíos sin sufrir un daño significativo en su percepción pública. Los pacientes que confían en la clínica están más dispuestos a darle el beneficio de la duda y continuar con sus servicios, incluso si surgen problemas.

Además, una reputación positiva amplifica los esfuerzos de marketing digital y en redes sociales. Las reseñas en línea y las recomendaciones en redes sociales tienen un impacto significativo en la decisión de los pacientes potenciales. Un branding fuerte que haya cultivado una reputación sólida alentará a los pacientes satisfechos a dejar reseñas positivas y compartir sus experiencias en línea, lo que a su vez atraerá a más pacientes y fortalecerá la posición de la clínica en el mercado.

4. Valor de Marca y Rentabilidad

El branding exitoso aumenta el valor de la marca de una clínica dental, lo que puede traducirse en una mayor capacidad para establecer precios premium y en una mayor rentabilidad a largo plazo. El valor de marca, también conocido como brand equity, se refiere a la percepción positiva acumulada por los pacientes sobre la marca, lo cual se traduce en una disposición a pagar más por sus servicios debido a la percepción de calidad, confianza y diferenciación que la marca ofrece.

Una clínica dental con un valor de marca elevado puede aprovechar esta ventaja competitiva para establecer precios premium por sus servicios. Los pacientes están dispuestos a pagar más por una marca que perciben como superior, confiable y que les ofrece un valor añadido, ya sea en términos de calidad del servicio, experiencia del paciente o innovaciones tecnológicas. Este enfoque no solo aumenta la rentabilidad de la clínica, sino que también la posiciona como un líder en su nicho de mercado.

Además, el valor de marca también actúa como un amortiguador en tiempos económicos difíciles. Las marcas fuertes con un alto valor de marca tienden a ser más resilientes durante las recesiones económicas, ya que los pacientes están menos dispuestos a cambiar de proveedor, incluso cuando enfrentan presiones financieras. La percepción de calidad y confianza que ha sido construida a través de un branding eficaz asegura que la clínica mantenga una base de pacientes estable y continúe generando ingresos, incluso en tiempos de incertidumbre económica.

El valor de marca también facilita la expansión de la clínica, ya sea mediante la apertura de nuevas sucursales, la introducción de nuevos servicios, o incluso la posibilidad de franquiciar el negocio. Una marca sólida y bien reconocida es más fácil de expandir, ya que ya tiene una base de pacientes leales y una reputación establecida en la comunidad. Además, la rentabilidad adicional generada por un valor de marca alto puede ser reinvertida en la clínica para mejorar las instalaciones, actualizar la tecnología y atraer a los mejores talentos, lo que a su vez refuerza aún más la marca.

5. Cohesión Interna

Un branding bien definido también ofrece beneficios significativos a nivel interno, particularmente en lo que respecta a la cohesión y motivación del personal. Una marca sólida proporciona una guía clara sobre los valores, la misión y la visión de la clínica, lo que asegura que todos los empleados estén alineados en torno a un objetivo común y comprendan su papel en la realización de la promesa de valor de la marca.

La cohesión interna es esencial para crear un entorno de trabajo positivo y productivo. Cuando los empleados entienden y se identifican con la marca de la clínica, están más motivados para desempeñar sus funciones de manera que refleje los valores de la marca. Esto no solo mejora la moral del personal, sino que también asegura una experiencia coherente y positiva para los pacientes, lo que es fundamental para construir y mantener la lealtad del paciente.

Un branding eficaz también facilita la capacitación y el desarrollo del personal. Al tener un marco claro de lo que representa la marca y lo que se espera de los empleados, la clínica puede desarrollar programas de capacitación que refuercen estos valores y habilidades específicas que son cruciales para el éxito de la marca. Esto no solo mejora la calidad del servicio al paciente, sino que también contribuye a la retención de empleados, ya que los trabajadores que están comprometidos con la misión de la clínica son menos propensos a buscar oportunidades laborales en otros lugares.

Además, un sentido de pertenencia a una marca fuerte puede fomentar el orgullo y la lealtad entre los empleados, lo que a su vez puede mejorar la retención del personal y reducir la rotación. Esto es especialmente importante en el campo de la odontología, donde la continuidad del personal es crucial para mantener relaciones de confianza con los pacientes. Un equipo cohesionado y comprometido que se identifique con la marca de la clínica puede crear una experiencia del paciente que sea no solo positiva, sino excepcional.

Por último, la cohesión interna y el alineamiento en torno a la marca también facilitan la implementación de estrategias y campañas de marketing. Cuando todos los empleados entienden y comparten la visión y los valores de la marca, es más probable que se comprometan activamente con las iniciativas de marketing y trabajen juntos para asegurar su éxito. Esto es particularmente relevante en el marketing de servicios, donde la interacción directa entre los empleados y los pacientes es un componente crucial de la percepción de la marca.

Capítulo 2: Psicología del Paciente y Percepción de Marca

2.1. Comportamiento del Paciente en Odontología

El comportamiento del paciente en odontología es un aspecto fundamental para entender y aplicar estrategias de branding y marketing efectivas en este campo. Comprender cómo los pacientes piensan, sienten y actúan en relación con su salud bucal permite a las clínicas dentales diseñar experiencias y comunicaciones que resuenen profundamente con sus necesidades, expectativas y emociones. En el contexto odontológico, el comportamiento del paciente está influenciado por una amplia gama de factores que van desde lo psicológico y emocional hasta lo social y cultural. Estos factores no solo afectan la decisión inicial de buscar atención dental, sino también la forma en que los pacientes interactúan con su dentista, su fidelidad a largo plazo y su percepción general de la marca.

Factores Psicológicos y Emocionales

Uno de los factores más significativos que influyen en el comportamiento del paciente en odontología es el componente psicológico y emocional. El miedo y la ansiedad son emociones prevalentes que experimentan muchos pacientes cuando piensan en recibir atención dental. Según Armfield (2010), se estima que hasta un 20% de los adultos experimentan algún grado de ansiedad dental, lo que puede llevar a evitar el tratamiento o a retrasar las visitas al dentista. Este miedo puede estar profundamente arraigado en experiencias pasadas negativas, temor al dolor, sensación de pérdida de control durante los procedimientos, o incluso preocupaciones económicas.

El miedo al dentista, a menudo denominado "odontofobia", es un problema bien documentado que puede influir en la disposición de los pacientes a buscar atención dental. Los pacientes que han tenido experiencias traumáticas en el pasado, como tratamientos dolorosos o encuentros negativos con profesionales dentales, pueden desarrollar una aversión a las visitas al dentista. Este miedo no solo afecta su salud bucal a largo plazo, sino que también puede influir en cómo perciben la marca de una clínica dental. Una clínica que se especializa en técnicas de manejo de la ansiedad, como la sedación consciente o la creación de un entorno relajante, puede posicionarse como una opción más atractiva para estos pacientes.

Además del miedo, la percepción de necesidad es un factor psicológico clave en el comportamiento del paciente. Muchos pacientes tienden a buscar servicios odontológicos solo cuando sienten que algo anda mal, como dolor de muelas o caries visibles, lo que puede llevar a un enfoque reactivo en lugar de proactivo hacia la salud bucal. Esto contrasta con los pacientes que ven la atención dental como una parte regular y preventiva de su cuidado de la salud. Las campañas de branding que educan a los pacientes sobre la importancia de la atención preventiva, enfatizando los beneficios de las visitas regulares y los chequeos dentales, pueden ser efectivas para modificar este comportamiento. Al abordar la odontología desde un enfoque preventivo, las clínicas pueden ayudar a cambiar la mentalidad de los pacientes, alentándolos a adoptar hábitos que prevengan problemas mayores en el futuro.

Influencia Social y Cultural

Los factores sociales y culturales también tienen un impacto significativo en el comportamiento del paciente en odontología. Las normas culturales y las expectativas sociales pueden determinar la importancia que los individuos atribuyen a la salud bucal y a la estética dental. Por ejemplo, en ciertas culturas, la apariencia dental juega un papel crucial en la percepción del estatus social y la autoimagen, lo que aumenta la demanda de servicios como el blanqueamiento dental, la ortodoncia y otros tratamientos estéticos. En otras comunidades, donde la salud bucal puede no ser una prioridad cultural, los pacientes pueden requerir una mayor educación y motivación para buscar atención dental.

El papel del boca a boca y las recomendaciones de amigos, familiares y colegas no puede subestimarse en la decisión de un paciente de elegir una clínica dental. Según la teoría del comportamiento planificado de Ajzen (1991), la influencia social percibida es un determinante clave del comportamiento del paciente. En el contexto de la odontología, las recomendaciones positivas de personas de confianza pueden reducir significativamente la ansiedad y aumentar la disposición de los pacientes a aceptar tratamientos. Por esta razón, las clínicas dentales deben considerar no solo la calidad de los servicios que ofrecen, sino también cómo se comunican y se perciben estas experiencias dentro de las redes sociales de los pacientes.

Un aspecto cultural relevante es cómo se perciben las visitas al dentista en diferentes grupos demográficos. Por ejemplo, en algunas culturas, el cuidado dental puede estar asociado principalmente con la necesidad de alivio del dolor, en lugar de un enfoque preventivo. Las clínicas que buscan expandir su alcance a diversos grupos demográficos deben ser conscientes de estas diferencias y adaptar sus mensajes y estrategias de branding para abordar las preocupaciones específicas de cada comunidad. Esto podría incluir la creación de materiales educativos en múltiples idiomas o la implementación de programas de alcance comunitario que eduquen sobre la importancia de la salud bucal en un contexto culturalmente relevante.

Factores Económicos y Percepción de Valor

El costo de los tratamientos odontológicos es otro factor crítico que influye en el comportamiento del paciente. Muchos pacientes evalúan la atención dental no solo en términos de necesidad médica, sino también en función de su costo y percepción de valor. La percepción de valor en odontología no se limita únicamente al precio de los servicios, sino que también abarca aspectos como la calidad percibida del tratamiento, el ambiente de la clínica, la experiencia del personal y la comodidad general del paciente.

Para muchos pacientes, el costo del tratamiento dental puede ser un obstáculo significativo para buscar atención. Las clínicas que ofrecen opciones de financiamiento accesibles, como planes de pago a plazos o descuentos para pacientes sin seguro, pueden reducir estas barreras financieras y atraer a un grupo más amplio de pacientes. Sin embargo, es fundamental que estas opciones se comuniquen de manera clara y transparente para evitar malentendidos que puedan afectar la percepción de la clínica.

La percepción de valor también está influenciada por la calidad percibida de los servicios. Los pacientes están dispuestos a pagar más por un servicio que perciben como de alta calidad. Esto incluye no solo la habilidad técnica del dentista, sino también la atención al detalle en el diseño de la clínica, la amabilidad del personal, y la eficacia en la gestión de las citas y el seguimiento post-tratamiento. Las clínicas que invierten en crear una experiencia del paciente de alta calidad, desde la primera llamada telefónica hasta la finalización del tratamiento, pueden justificar precios más altos y atraer a pacientes que buscan un nivel superior de cuidado.

Además, la percepción de valor puede estar influenciada por la experiencia global del paciente. Una clínica que ofrece un ambiente cómodo, tiempos de espera mínimos, y una comunicación clara y respetuosa con los pacientes, es más probable que sea percibida como valiosa. Esta percepción positiva puede traducirse en una mayor fidelidad del paciente y en una disposición a pagar un precio premium por los servicios, lo que beneficia a la clínica tanto en términos de ingresos como de reputación.

2.2. Factores que Influyen en la Percepción de Marca

La percepción de marca en odontología está determinada por una combinación de factores tangibles e intangibles que influyen en cómo los pacientes ven y valoran una clínica dental. Estos factores son fundamentales para construir una marca sólida y coherente que inspire confianza y lealtad en los pacientes.

Identidad Visual y Diseño Corporativo

La identidad visual de una clínica dental es uno de los primeros elementos que influye en la percepción de marca. Esta identidad incluye el logotipo, la paleta de colores, la tipografía, y el diseño general del sitio web y otros materiales de marketing. Según Van den Bosch et al. (2005), una identidad visual coherente y profesional mejora significativamente la credibilidad percibida de una organización. En el contexto de la odontología, donde la confianza y la profesionalidad son esenciales, una identidad visual bien diseñada puede influir positivamente en la percepción inicial que los pacientes tienen de una clínica.

El logotipo, por ejemplo, es a menudo el primer elemento visual que un paciente asocia con una clínica dental. Un logotipo bien diseñado debe ser simple, memorable y reflejar los valores de la clínica. La paleta de colores también juega un papel crucial en la percepción de marca. Colores como el azul y el verde suelen asociarse con calma, confianza y profesionalismo, mientras que los tonos cálidos como el naranja o el amarillo pueden transmitir energía y optimismo. La elección de la tipografía es igualmente importante; una tipografía clara y moderna puede comunicar eficiencia y accesibilidad, mientras que una tipografía más clásica puede sugerir tradición y confiabilidad.

El diseño corporativo va más allá del logotipo y los colores, e incluye la forma en que se presenta la clínica en todos los puntos de contacto con el paciente, desde la señalización externa hasta los formularios de admisión y la decoración interior. Una identidad visual coherente y bien ejecutada no solo mejora la estética de la clínica, sino que también refuerza la profesionalidad y la atención al detalle, lo que puede aumentar la confianza del paciente en la calidad de los servicios ofrecidos.

Experiencia del Paciente

La experiencia del paciente es otro factor crítico que influye en la percepción de marca. Esta experiencia abarca todos los puntos de contacto entre el paciente y la clínica, desde la primera interacción hasta el tratamiento y el seguimiento posterior. Según Berry et al. (2002), una experiencia del paciente positiva y coherente no solo mejora la satisfacción del paciente, sino que también fortalece la lealtad a la marca.

Cada interacción que un paciente tiene con la clínica, ya sea en persona, por teléfono o en línea, contribuye a su percepción general de la marca. Una clínica que ofrece un ambiente acogedor, tiempos de espera mínimos, comunicación clara y un trato amable y respetuoso, es más probable que sea percibida de manera positiva. Además, la experiencia del paciente no termina cuando finaliza el tratamiento. El seguimiento postoperatorio, las encuestas de satisfacción y las llamadas de cortesía para verificar el bienestar del paciente son prácticas que pueden mejorar la percepción de la clínica y fomentar la fidelidad del paciente.

Es importante que la experiencia del paciente sea coherente en todos los aspectos de la clínica. Desde el diseño interior, que debe ser cómodo y relajante, hasta la atención personalizada, cada detalle cuenta para construir una experiencia que refleje los valores de la marca. Una experiencia del paciente bien diseñada puede convertir a los pacientes en defensores de la marca, que recomienden la clínica a sus amigos y familiares, lo que amplía la base de pacientes y fortalece la marca en la comunidad.

Reputación y Reseñas Online

En la era digital, la reputación online es un componente vital de la percepción de marca. Las reseñas en sitios web como Google, Yelp y en redes sociales tienen un impacto significativo en la decisión de los pacientes a la hora de elegir una clínica dental. Según un estudio de Spiegel Research Center (2017), los consumidores son más propensos a confiar en una marca con una calificación de entre 4.2 y 4.5 estrellas, en lugar de una con una calificación perfecta de 5.0, lo que sugiere que una mezcla de reseñas puede parecer más auténtica.

Las clínicas dentales deben gestionar activamente su presencia online, no solo respondiendo a las reseñas de manera profesional, sino también utilizando el feedback recibido para mejorar continuamente la experiencia del paciente. Una respuesta cuidadosa y empática a una reseña negativa, por ejemplo, puede mitigar el daño potencial a la reputación de la clínica y mostrar a otros pacientes que la clínica se preocupa por la satisfacción del paciente y está dispuesta a mejorar.

La gestión de la reputación online también incluye la creación de contenido positivo que resalte las fortalezas de la clínica. Esto puede incluir testimonios de pacientes satisfechos, historias de éxito y actualizaciones sobre innovaciones y logros recientes. Al mantener una presencia online activa y positiva, las clínicas pueden influir en la percepción de marca y atraer a nuevos pacientes.

Marketing de Contenidos y Educación

El marketing de contenidos es una herramienta poderosa para influir en la percepción de marca en odontología. Este enfoque incluye la creación y distribución de contenido educativo, como blogs, videos, infografías y publicaciones en redes sociales, que proporcionen valor a los pacientes y los eduquen sobre temas relacionados con la salud bucal. Según Pulizzi (2012), las marcas que proporcionan contenido educativo valioso pueden establecerse como líderes de pensamiento y ganar la confianza de los consumidores.

En el contexto de la odontología, el marketing de contenidos puede incluir la publicación de artículos sobre la importancia de la higiene oral, videos que expliquen procedimientos dentales comunes, y guías sobre cómo mantener una sonrisa saludable. Este tipo de contenido no solo educa a los pacientes, sino que también establece a la clínica como una fuente confiable de información, lo que puede fortalecer la percepción de marca y aumentar la confianza del paciente.

El marketing de contenidos también ofrece la oportunidad de personalizar la comunicación con los pacientes. Al segmentar el contenido según las necesidades y preocupaciones específicas de diferentes grupos de pacientes, las clínicas pueden ofrecer información más relevante y atractiva. Por ejemplo, se pueden crear campañas específicas dirigidas a padres sobre el cuidado dental infantil o a adultos mayores sobre la salud bucal en la tercera edad. Al abordar las preocupaciones específicas de cada grupo, el marketing de contenidos puede fortalecer la conexión emocional entre la clínica y sus pacientes.

Responsabilidad Social y Sostenibilidad

La responsabilidad social corporativa (RSC) y las prácticas sostenibles son cada vez más importantes en la percepción de marca, especialmente entre los pacientes más jóvenes y conscientes del medio ambiente. Los pacientes modernos valoran las empresas que demuestran un compromiso genuino con la sostenibilidad y el bienestar de la comunidad. Según Singh y Prakash (2020), las empresas que adoptan prácticas de RSC no solo mejoran su reputación, sino que también generan lealtad a largo plazo entre los consumidores.

Para las clínicas odontológicas, esto podría incluir iniciativas como el uso de materiales ecológicos, la participación en programas comunitarios de salud bucal, y la implementación de prácticas de gestión de residuos sostenibles. Al demostrar un compromiso con la sostenibilidad y la responsabilidad social, las clínicas no solo pueden atraer a pacientes que valoran estos principios, sino también diferenciarse en un mercado competitivo.

Además, la RSC puede fortalecer la conexión emocional entre la clínica y sus pacientes. Cuando los pacientes ven que una clínica dental está comprometida con causas que les importan, como la sostenibilidad ambiental o la salud comunitaria, es más probable que se sientan leales a la clínica y que la recomienden a otros. Este tipo de alineación de valores entre la clínica y sus pacientes puede ser un factor poderoso en la construcción de una marca fuerte y respetada.

En resumen, los factores que influyen en la percepción de marca en odontología son complejos y multifacéticos. Desde la identidad visual y el diseño corporativo hasta la experiencia del paciente y la reputación online, cada elemento juega un papel crucial en cómo los pacientes perciben y valoran una clínica dental. Al gestionar cuidadosamente estos factores y alinear las estrategias de branding con las necesidades y expectativas de los pacientes, las clínicas pueden construir marcas fuertes y duraderas que inspiren confianza, lealtad y éxito a largo plazo.

2.3. Construcción de la Confianza del Paciente

La confianza es un elemento esencial en la relación entre el paciente y la clínica dental. Es un componente crítico que determina la calidad de la relación, la adherencia al tratamiento y la lealtad a largo plazo del paciente hacia la clínica. Sin una base sólida de confianza, es probable que los pacientes sean más reticentes a seguir las recomendaciones de tratamiento, a comprometerse con el cuidado preventivo, y a desarrollar una relación duradera con la clínica. En un entorno donde la competencia es alta y la elección de proveedores de salud es abundante, construir y mantener la confianza del paciente es vital para el éxito de la clínica dental.

Transparencia en la Comunicación

La transparencia en la comunicación es uno de los pilares fundamentales para construir la confianza del paciente. Esta transparencia implica ser honesto y claro sobre todos los aspectos del tratamiento, incluyendo los procedimientos, los costos, los riesgos y los beneficios. Brennan y Lo (2017) subrayan que la falta de transparencia puede generar desconfianza en los pacientes, lo que a su vez afecta negativamente su satisfacción y su relación con la clínica.

Una comunicación transparente no solo implica la honestidad en la información, sino también la accesibilidad de esta. Es esencial que la comunicación, tanto verbal como escrita, sea precisa y comprensible. Esto significa evitar el uso de jerga técnica que pueda confundir o alienar a los pacientes. La claridad en la comunicación asegura que los pacientes comprendan plenamente lo que pueden esperar de su tratamiento, lo que disminuye la ansiedad y refuerza la confianza en el proveedor de servicios dentales.

Además, la transparencia debe ser una práctica constante a lo largo de la relación con el paciente. Desde la primera consulta hasta el seguimiento post-tratamiento, los pacientes deben sentirse informados y seguros de que se les está proporcionando toda la información necesaria para tomar decisiones informadas sobre su salud dental. Este enfoque no solo mejora la experiencia del paciente, sino que también establece una base sólida para una relación de confianza a largo plazo.

Consistencia en la Atención

La consistencia en la atención es otro factor clave en la construcción de la confianza del paciente. Los pacientes esperan recibir el mismo nivel de calidad y cuidado en cada visita a la clínica dental. Berry et al. (2002) señalan que la consistencia en la prestación de servicios refuerza la confianza y la lealtad del paciente, ya que les permite saber qué esperar y sentirse seguros en su elección de proveedor dental.

La consistencia en la atención se extiende a todos los aspectos de la experiencia del paciente, desde la calidad de los resultados clínicos hasta la atención al cliente. Un paciente que recibe un trato amable y profesional en cada visita es más probable que desarrolle una relación de confianza con la clínica. Esto incluye también la consistencia en la puntualidad y en el seguimiento de los protocolos establecidos, lo que garantiza que el paciente reciba una atención de alta calidad en cada interacción.

Para lograr esta consistencia, es fundamental que las clínicas dentales establezcan y mantengan estándares de calidad rigurosos y que todos los miembros del equipo estén alineados con estos estándares. Esto no solo mejora la percepción del paciente sobre la clínica, sino que también fortalece la reputación de la clínica en la comunidad.

Empatía y Compromiso

La empatía es un componente esencial en la construcción de la confianza del paciente. Los pacientes valoran a los profesionales de la salud que muestran una comprensión genuina de sus preocupaciones, miedos y necesidades. Larson y Yao (2005) destacan que la empatía en la atención médica no solo mejora la satisfacción del paciente, sino que también fortalece la relación de confianza entre el paciente y el profesional de la salud.

En el contexto odontológico, la empatía se manifiesta en la capacidad de los profesionales para ponerse en el lugar del paciente, reconocer sus emociones y responder a ellas de manera adecuada. Esto incluye mostrar paciencia y comprensión, especialmente con pacientes que pueden estar ansiosos o temerosos acerca de los procedimientos dentales. La empatía también se refleja en la capacidad de los profesionales para comunicar de manera efectiva y sensible, asegurando que los pacientes se sientan escuchados y valorados.

El compromiso con el bienestar del paciente también es crucial. Las clínicas que demuestran un compromiso genuino con la salud y el bienestar de sus pacientes, a través de un cuidado personalizado y una atención constante, son más propensas a construir relaciones de confianza duraderas. Este compromiso se puede fomentar a través de la capacitación continua del personal y la creación de un ambiente que priorice el bienestar del paciente en todas las decisiones clínicas y administrativas.

Mantenimiento de la Privacidad y la Confidencialidad

El mantenimiento de la privacidad y la confidencialidad es crucial para la construcción de la confianza del paciente. Los pacientes deben sentirse seguros de que su información personal y médica está protegida y no será utilizada indebidamente. Cumplir con las normativas de privacidad, como la Ley de Portabilidad y Responsabilidad de Seguros de Salud (HIPAA) en los Estados Unidos, es fundamental para garantizar que se mantenga la confianza del paciente (Kerschner & Olson, 2020).

La confidencialidad va más allá de cumplir con las leyes; es una cuestión de respeto y ética profesional. Las clínicas deben implementar políticas y procedimientos claros para manejar la información del paciente de manera segura y confidencial. Esto incluye la capacitación regular del personal sobre la importancia de la privacidad y las mejores prácticas para proteger la información del paciente.

Además, es importante que las clínicas sean proactivas en la comunicación de sus políticas de privacidad a los pacientes. Esto no solo refuerza la confianza, sino que también asegura que los pacientes comprendan sus derechos y sepan que su información está en buenas manos.

2.4. Experiencia del Paciente y su Impacto en la Marca

La experiencia del paciente abarca todos los aspectos de la interacción del paciente con la clínica, desde la primera llamada telefónica hasta el seguimiento post-tratamiento. Una experiencia del paciente positiva no solo conduce a una mayor satisfacción, sino que también tiene un impacto significativo en la percepción de marca y en la fidelización a largo plazo.

Diseño del Entorno Físico

El diseño del entorno físico de la clínica juega un papel importante en la experiencia del paciente. Según Bitner (1992), el "servicescape", o entorno físico donde se entrega el servicio, afecta la percepción del cliente sobre la calidad del servicio. En el contexto odontológico, un entorno limpio, moderno y acogedor puede reducir la ansiedad del paciente y mejorar su percepción general de la clínica.

El diseño del entorno debe reflejar los valores de la marca y estar alineado con la identidad visual de la clínica. Por ejemplo, si una clínica se posiciona como un líder en tecnología avanzada, su entorno físico debe incorporar elementos que refuercen esa imagen, como equipos modernos y un diseño interior que transmita innovación. Del mismo modo, una clínica que enfatiza la atención familiar debe crear un ambiente cálido y acogedor que haga que los pacientes, independientemente de su edad, se sientan cómodos y bienvenidos.

Además del diseño estético, la funcionalidad del entorno también es crucial. Esto incluye la disposición de los espacios, la accesibilidad para todos los pacientes y la señalización clara. Un entorno bien diseñado no solo mejora la comodidad del paciente, sino que también optimiza el flujo de trabajo de la clínica, lo que contribuye a una experiencia más fluida y eficiente.

2.4.2. Interacciones del Personal

El personal de la clínica, desde los recepcionistas hasta los higienistas dentales, juega un papel crucial en la experiencia del paciente. Según Zeithaml et al. (2009), la calidad de la interacción con el personal es uno de los determinantes más importantes de la satisfacción del paciente.

Cada interacción con el personal de la clínica es una oportunidad para reforzar la marca y construir una relación positiva con el paciente. El personal debe estar capacitado para ofrecer un servicio amable, respetuoso y eficiente en todo momento. Esto incluye habilidades de comunicación efectiva, empatía y la capacidad de manejar situaciones difíciles con calma y profesionalismo.

La consistencia en la calidad de las interacciones es también clave. Los pacientes deben recibir el mismo nivel de servicio en cada visita, lo que ayuda a construir confianza y lealtad. Además, el personal debe estar alineado con los valores de la marca y ser capaz de transmitir esos valores a través de su comportamiento y actitud.

Gestión del Tiempo y Eficiencia

El tiempo de espera y la eficiencia en la entrega del servicio son aspectos críticos de la experiencia del paciente. Los pacientes valoran su tiempo y aprecian cuando las clínicas respetan las citas programadas y minimizan los tiempos de espera. Según Davis et al. (2019), la eficiencia en la gestión del tiempo no solo mejora la satisfacción del paciente, sino que también optimiza el flujo de trabajo de la clínica.

Para mejorar la eficiencia, las clínicas pueden implementar sistemas de gestión de citas efectivos, como software de programación automatizado, que permite a los pacientes programar y gestionar sus citas de manera conveniente. Además, es importante comunicar cualquier retraso a los pacientes de manera proactiva y ofrecer disculpas cuando sea necesario. Esto demuestra respeto por el tiempo del paciente y refuerza la percepción de profesionalismo y atención al detalle.

La eficiencia también se extiende a la rapidez y precisión en la entrega de los servicios clínicos. Los procedimientos deben llevarse a cabo de manera eficiente sin comprometer la calidad del cuidado. Un enfoque en la eficiencia no solo mejora la experiencia del paciente, sino que también puede aumentar la capacidad de la clínica para atender a más pacientes y mejorar la rentabilidad.

Comunicación Durante el Tratamiento

La comunicación durante el tratamiento es esencial para asegurar que el paciente se sienta informado y en control de su experiencia. Según Kaplan et al. (1989), los pacientes que están bien informados sobre su tratamiento y que reciben explicaciones claras durante el procedimiento tienen una experiencia más positiva y son más propensos a seguir las recomendaciones del tratamiento.

La comunicación efectiva durante el tratamiento incluye explicar cada paso del procedimiento de manera clara y comprensible, verificar el confort del paciente y responder de inmediato a cualquier pregunta o inquietud. Esto no solo reduce la ansiedad del paciente, sino que también aumenta su confianza en el tratamiento y en la clínica.

Además, es importante que los profesionales de la salud dental sean accesibles y estén dispuestos a tomarse el tiempo necesario para abordar las preocupaciones del paciente. Esto puede implicar ajustar el ritmo del tratamiento para garantizar que el paciente se sienta cómodo y comprendido en todo momento.

Seguimiento Post-Tratamiento

El seguimiento post-tratamiento es una parte vital de la experiencia del paciente que a menudo se pasa por alto. Según Pulcini et al. (2019), un seguimiento adecuado no solo asegura que el paciente esté recuperándose adecuadamente, sino que también refuerza la percepción de cuidado y atención de la clínica.

El seguimiento post-tratamiento puede incluir llamadas de seguimiento, correos electrónicos personalizados o mensajes de texto para comprobar el estado del paciente después del tratamiento y responder a cualquier pregunta o preocupación que pueda tener. Este nivel de atención no solo mejora la satisfacción del paciente, sino que también puede aumentar la probabilidad de que el paciente regrese para futuras consultas y recomiende la clínica a otros.

Además, el seguimiento post-tratamiento es una oportunidad para recibir feedback del paciente sobre su experiencia, lo que puede ser invaluable para identificar áreas de mejora y para fortalecer la marca de la clínica. Una atención continua y proactiva demuestra al paciente que la clínica está comprometida con su bienestar a largo plazo, lo que refuerza la confianza y la lealtad.

En resumen, la construcción de la confianza del paciente y la gestión de la experiencia del paciente son aspectos fundamentales del éxito en el branding odontológico. A través de la transparencia, la consistencia, la empatía, y un enfoque en la calidad y la eficiencia, las clínicas dentales pueden establecer relaciones de confianza duraderas con sus pacientes, lo que no solo mejora la satisfacción del paciente, sino que también fortalece la marca y asegura la lealtad a largo plazo.

2.5. Técnicas para Medir la Percepción de Marca

Medir la percepción de marca es un componente fundamental en la gestión de una clínica dental, ya que permite evaluar la eficacia de las estrategias de branding implementadas y proporciona información valiosa para realizar ajustes y mejoras continuas. Las técnicas de medición de la percepción de marca ofrecen insights que ayudan a entender cómo los pacientes y la comunidad en general perciben la clínica dental, permitiendo a los profesionales identificar fortalezas y áreas de mejora. A continuación, se detallan varias técnicas clave que las clínicas dentales pueden utilizar para medir y analizar la percepción de su marca entre sus pacientes y en la comunidad.

Encuestas de Satisfacción del Paciente

Las encuestas de satisfacción del paciente son una de las herramientas más directas y eficaces para obtener feedback sobre la percepción de la marca. Según Parasuraman et al. (1988), estas encuestas son esenciales para medir diversos aspectos de la experiencia del paciente, incluyendo la calidad del servicio, la interacción con el personal y la percepción de valor. La relevancia de estas encuestas radica en su capacidad para captar las impresiones y emociones de los pacientes inmediatamente después de su interacción con la clínica, lo que proporciona una visión auténtica y actualizada de cómo se percibe la marca.

Diseño de Encuestas Efectivas

El diseño de las encuestas es crucial para obtener datos útiles y específicos sobre la percepción de la marca. Las preguntas deben ser cuidadosamente redactadas para abordar aspectos clave de la experiencia del paciente. Por ejemplo, las preguntas pueden centrarse en la satisfacción general con el servicio recibido, la percepción de la competencia técnica del personal, la comodidad del ambiente de la clínica, y la claridad y transparencia en la comunicación sobre los procedimientos y costos. Además, es importante incluir preguntas que midan la lealtad del paciente, como su disposición a recomendar la clínica a otros o su intención de regresar para futuros tratamientos.

Un ejemplo de pregunta relevante podría ser: "En una escala del 1 al 10, ¿cómo calificaría su satisfacción con la claridad y transparencia de la información proporcionada sobre su tratamiento?". Este tipo de pregunta permite cuantificar la percepción de transparencia, que es un componente crucial en la construcción de la confianza del paciente.

Métodos de Implementación

Las encuestas de satisfacción pueden implementarse de diversas formas, dependiendo de las preferencias del paciente y de la infraestructura tecnológica de la clínica. Las opciones incluyen encuestas en línea, encuestas telefónicas y formularios impresos que se entregan al final de la visita. Las encuestas en línea, facilitadas a través de plataformas como SurveyMonkey o Google Forms, permiten una recopilación de datos rápida y eficiente, y pueden ser distribuidas fácilmente a través de correos electrónicos o mensajes de texto. Por otro lado, las encuestas impresas ofrecen un enfoque más tradicional, pero siguen siendo efectivas, especialmente cuando se busca obtener respuestas inmediatas justo después de la consulta.

Análisis de Resultados

El análisis de los resultados de las encuestas de satisfacción del paciente debe ser un proceso continuo. Los resultados deben ser revisados periódicamente para identificar tendencias y patrones en la percepción de la marca. Por ejemplo, si un número significativo de pacientes reporta insatisfacción con el tiempo de espera, la clínica puede investigar las causas subyacentes y tomar medidas correctivas. Además, los resultados de las encuestas pueden utilizarse para establecer indicadores clave de rendimiento (KPI) relacionados con la experiencia del paciente, lo que permite a la clínica medir y rastrear su progreso en áreas críticas a lo largo del tiempo.

Análisis de Reseñas Online

El análisis de reseñas online es otra técnica esencial para medir la percepción de marca, ya que estas reseñas son una forma directa de word-of-mouth digital, y tienen un impacto significativo en la imagen y la reputación de la clínica. Las plataformas como Google, Yelp y Facebook permiten a los pacientes compartir sus experiencias de manera pública, lo que influye en las decisiones de otros pacientes potenciales. Moore (2012) destaca que las reseñas en línea no solo reflejan la satisfacción o insatisfacción de los pacientes actuales, sino que también actúan como un termómetro para la percepción general de la marca.

Monitoreo y Respuesta Proactiva

El monitoreo regular de las reseñas online es fundamental para mantener una visión actualizada de cómo los pacientes perciben la clínica. Este monitoreo debe incluir no solo la identificación de reseñas positivas y negativas, sino también el análisis de los temas recurrentes en los comentarios. Por ejemplo, si varias reseñas mencionan la amabilidad del personal, esto podría considerarse una fortaleza de la marca. Por el contrario, si las reseñas destacan repetidamente problemas con la puntualidad de las citas, esto indica un área que necesita atención inmediata.

Responder proactivamente a las reseñas, especialmente a las negativas, es crucial para gestionar la reputación online. Una respuesta rápida y profesional a una reseña negativa puede mitigar su impacto y demostrar el compromiso de la clínica con la satisfacción del paciente. Es importante que las respuestas sean empáticas y ofrezcan soluciones cuando sea posible, ya que esto no solo ayuda a resolver el problema para el paciente afectado, sino que también envía un mensaje positivo a otros pacientes que puedan estar considerando la clínica.

Herramientas para el Análisis de Reseñas

Existen varias herramientas que pueden ayudar a las clínicas a analizar y gestionar las reseñas online de manera más eficiente. Herramientas como ReviewTrackers y Podium permiten centralizar la monitorización de reseñas en múltiples plataformas y ofrecen análisis de sentimiento para identificar las emociones predominantes en los comentarios de los pacientes. Estas herramientas también pueden generar informes que facilitan la comprensión de las tendencias a lo largo del tiempo y proporcionan insights que pueden ser utilizados para mejorar las estrategias de branding.

Estudios de Mercado y Grupos Focales

Los estudios de mercado y los grupos focales proporcionan una comprensión más profunda y cualitativa de la percepción de marca. Mientras que las encuestas y las reseñas online ofrecen datos cuantitativos y feedback directo, los estudios de mercado y los grupos focales permiten explorar las percepciones, actitudes y motivaciones de los pacientes en un contexto más detallado.

Estudios de Mercado

Los estudios de mercado suelen involucrar encuestas a gran escala que evalúan cómo se percibe la marca de la clínica en comparación con la competencia. Estos estudios pueden incluir preguntas sobre la percepción de la calidad del servicio, la imagen de la marca, la lealtad del paciente y la disposición a recomendar la clínica a otros. La información obtenida a través de estos estudios permite a las clínicas identificar su posición en el mercado y determinar qué aspectos de su marca son más valorados por los pacientes.

Además, los estudios de mercado pueden segmentar a los pacientes en diferentes grupos demográficos, lo que permite a la clínica adaptar sus estrategias de branding y marketing a las necesidades y preferencias específicas de cada segmento. Por ejemplo, un estudio de mercado podría revelar que los pacientes más jóvenes valoran más la tecnología avanzada y la modernidad de la clínica, mientras que los pacientes mayores pueden priorizar la experiencia y la profesionalidad del personal.

Grupos Focales

Los grupos focales, por otro lado, ofrecen una oportunidad para explorar en profundidad las percepciones y actitudes hacia la marca en un entorno más controlado. En un grupo focal, un moderador guía la discusión entre un pequeño grupo de pacientes para explorar sus opiniones sobre la clínica, sus experiencias pasadas, y sus expectativas futuras. Los grupos focales permiten a las clínicas obtener insights más detallados y cualitativos que no siempre se pueden captar a través de encuestas o reseñas.

Un grupo focal podría, por ejemplo, explorar cómo los pacientes perciben el ambiente de la clínica y cómo esa percepción influye en su decisión de regresar para futuros tratamientos. Este tipo de información es invaluable para ajustar el branding y la comunicación de la clínica para alinearse mejor con las expectativas y necesidades de los pacientes.

Aplicación de Resultados

Los insights obtenidos de los estudios de mercado y los grupos focales deben ser aplicados estratégicamente para mejorar la percepción de marca. Las clínicas deben utilizar estos resultados para ajustar su identidad visual, su comunicación y su enfoque en la experiencia del paciente.

Además, estos resultados pueden ser utilizados para desarrollar mensajes de marketing más efectivos y para identificar nuevas oportunidades de crecimiento y diferenciación en el mercado.

Monitorización de las Redes Sociales

Las redes sociales son una plataforma valiosa para medir la percepción de marca en tiempo real. La monitorización de menciones, comentarios y conversaciones sobre la clínica en plataformas como Instagram, Facebook y Twitter permite a las clínicas identificar tendencias, sentimientos y áreas de preocupación de manera oportuna.

Herramientas de Monitorización

Existen varias herramientas de análisis de redes sociales que pueden ayudar a las clínicas a realizar un seguimiento de su presencia en línea y a medir el impacto de sus campañas de branding en la percepción de los pacientes. Herramientas como Hootsuite, Sprout Social, y Brandwatch permiten a las clínicas monitorizar menciones de su marca, analizar el sentimiento de las conversaciones en línea, y obtener insights sobre cómo se percibe la clínica en diferentes plataformas sociales.

Por ejemplo, si una campaña en Instagram que promueve la importancia de la higiene dental genera una gran cantidad de comentarios positivos y compartidos, esto indica que el mensaje resuena bien con la audiencia y mejora la percepción de la marca. Por el contrario, si una publicación recibe críticas o comentarios negativos, la clínica puede ajustar su estrategia en tiempo real para mitigar cualquier impacto negativo.

Engagement y Construcción de Comunidad

La monitorización de las redes sociales no solo se trata de rastrear la percepción de marca, sino también de fomentar el engagement y construir una comunidad alrededor de la marca. Responder a los comentarios, interactuar con los seguidores y participar en conversaciones relevantes demuestra que la clínica está comprometida con su audiencia y valoriza su feedback.

Además, las redes sociales ofrecen una plataforma para que las clínicas eduquen a los pacientes y compartan contenido valioso, como consejos de salud dental, testimonios de pacientes y noticias sobre innovaciones en tratamientos. Este tipo de contenido no solo aumenta la visibilidad de la clínica, sino que también refuerza su posición como un líder de pensamiento en la odontología.

Análisis de la Competencia

El análisis de la competencia es crucial para comprender cómo se posiciona una clínica en comparación con otras en la misma área o especialidad. Este análisis incluye la evaluación de la identidad de marca de los competidores, sus estrategias de marketing, y las opiniones de los pacientes sobre estas clínicas.

Evaluación de la Identidad de Marca Competitiva

Evaluar la identidad de marca de los competidores implica analizar cómo se presentan visual y comunicativamente. Esto incluye el estudio de sus logotipos, paletas de colores, eslóganes, y la consistencia de su identidad visual en diferentes plataformas. Comparar estas identidades con la propia clínica permite identificar fortalezas y debilidades en la marca, y encontrar oportunidades para diferenciarse de la competencia.

Por ejemplo, si una clínica competidora ha construido una fuerte identidad alrededor de la tecnología avanzada y la innovación, una clínica que se enfoca en la atención personalizada y la calidez podría destacar al enfatizar estos valores únicos en su branding.

Análisis de Estrategias de Marketing

El análisis de las estrategias de marketing de los competidores también es esencial para identificar tendencias en el mercado y oportunidades de diferenciación. Esto incluye el estudio de sus campañas publicitarias, su presencia en redes sociales, su uso de marketing de contenidos, y sus esfuerzos de SEO y publicidad pagada.

Por ejemplo, si los competidores están invirtiendo fuertemente en marketing digital pero han descuidado la publicidad tradicional o los eventos comunitarios, una clínica podría encontrar una ventaja competitiva al enfocarse en estas áreas desatendidas.

Revisión de Opiniones de Pacientes sobre la Competencia

Finalmente, revisar las opiniones de los pacientes sobre los competidores en plataformas de reseñas y redes sociales ofrece una visión valiosa de cómo se perciben estas clínicas en la comunidad. Analizar los aspectos que los pacientes destacan como positivos o negativos en los competidores puede ayudar a la clínica a ajustar su propia oferta y mejorar la percepción de marca.

Por ejemplo, si los pacientes elogian la rapidez y eficiencia de una clínica competidora, pero critican la falta de empatía en el personal, la clínica puede enfocarse en fortalecer su compromiso con la atención al paciente, asegurando que estos valores se reflejen en su branding y en la comunicación con los pacientes.

Conclusión

La psicología del paciente y la percepción de marca son elementos clave en la construcción de una estrategia de branding efectiva en odontología. Comprender los comportamientos y las motivaciones de los pacientes, junto con los factores que influyen en la percepción de marca, es esencial para diseñar experiencias que no solo satisfagan, sino que superen las expectativas de los pacientes. Al implementar técnicas para medir la percepción de marca y alinear las estrategias de branding con las necesidades y expectativas del paciente, las clínicas odontológicas pueden construir marcas fuertes, confiables y sostenibles en un mercado altamente competitivo.

Parte II: Componentes Esenciales del Branding Odontológico

Capítulo 3: Identidad Visual y Corporativa

En el contexto de la odontología, la identidad visual y corporativa de una clínica dental es mucho más que un simple logotipo o una selección de colores. Es una representación tangible de los valores, la misión y la visión de la clínica, que impacta directamente en la percepción de los pacientes y en la construcción de una marca fuerte y coherente. Este capítulo explorará en detalle los elementos fundamentales de la identidad visual, el proceso de diseño de logotipos odontológicos, la importancia de la paleta de colores, el uso de la tipografía y el diseño gráfico en odontología, y la creación y aplicación de un manual de marca.

3.1. Elementos de la Identidad Visual

La identidad visual es un componente crucial del branding, ya que es la primera impresión que recibe el público sobre la clínica dental. Según Wheeler (2017), la identidad visual incluye todos los elementos gráficos que representan la marca, como el logotipo, la paleta de colores, la tipografía, las imágenes y otros componentes visuales. Estos elementos trabajan juntos para crear una imagen cohesiva y memorable que resuena con los pacientes y transmite los valores de la clínica.

La construcción de una identidad visual sólida es esencial en un entorno donde la competencia es intensa y los pacientes tienen múltiples opciones. La identidad visual no solo debe captar la atención, sino también comunicar de manera efectiva lo que representa la clínica. Cada componente de la identidad visual debe ser diseñado con una intención clara, asegurando que todos los elementos se alineen con la percepción deseada de la clínica.

Logotipo

El logotipo es el núcleo de la identidad visual de cualquier marca. Es el símbolo gráfico que identifica a la clínica y la distingue de la competencia. Un buen logotipo debe ser simple, memorable y relevante para la industria odontológica. Según Aaker (1996), un logotipo efectivo es aquel que comunica la esencia de la marca de manera clara y atractiva, permitiendo a los pacientes reconocer y recordar la clínica con facilidad.

El proceso de diseño de un logotipo comienza con una comprensión profunda de la misión, visión y valores de la clínica. El logotipo debe reflejar estos aspectos fundamentales de la identidad de la marca y transmitirlos de manera visual. En el ámbito odontológico, es común utilizar símbolos que se asocian con la salud dental, como dientes estilizados, sonrisas o herramientas dentales. Sin embargo, es importante que el diseño del logotipo no caiga en clichés y que sea único y distintivo.

La simplicidad es clave en el diseño de logotipos efectivos. Un logotipo complejo puede ser difícil de reproducir en diferentes tamaños o aplicaciones y puede perder impacto visual. La memorabilidad también es crucial, ya que un logotipo memorable es más fácil de reconocer y recordar por los pacientes, lo que refuerza la identidad de la marca a lo largo del tiempo.

Paleta de Colores

La paleta de colores seleccionada para la identidad visual de la clínica tiene un impacto significativo en la percepción emocional de los pacientes. Los colores pueden evocar sentimientos de confianza, seguridad, calma o incluso urgencia. Por ejemplo, el color azul a menudo se asocia con la confianza y la tranquilidad, mientras que el verde puede evocar sensaciones de salud y bienestar. Es esencial que la paleta de colores esté alineada con los valores y la personalidad de la marca (Kumar & Meenakshi, 2020).

El color juega un papel poderoso en la comunicación visual y puede influir en las emociones y decisiones de los pacientes. La teoría del color sugiere que diferentes colores pueden provocar diferentes reacciones emocionales. Por ejemplo, el azul, como se mencionó, es un color que transmite calma y confianza, lo que lo hace ideal para entornos médicos. El verde, que se asocia con la naturaleza y la salud, también es común en las identidades visuales de clínicas odontológicas.

La paleta de colores no solo debe ser estética, sino también funcional. Debe garantizar una legibilidad óptima y un contraste adecuado en todos los materiales de la clínica, desde el sitio web hasta la señalización y los materiales impresos. Además, la consistencia en el uso de la paleta de colores es crucial para mantener una identidad visual coherente y reconocible.

Tipografía

La tipografía es otro elemento clave en la identidad visual. La elección de fuentes tipográficas debe reflejar la personalidad de la clínica y ser coherente con los otros elementos de diseño. Según Lupton (2014), la tipografía no solo es un medio para comunicar información, sino que también puede transmitir el tono y el estilo de la marca. En el contexto odontológico, es importante seleccionar fuentes que sean legibles y profesionales.

La tipografía puede comunicar mucho más que palabras. El estilo de la tipografía puede influir en cómo se percibe la clínica. Por ejemplo, las fuentes sans serif, que son limpias y modernas, pueden transmitir una imagen de innovación y profesionalismo, mientras que las fuentes serif, que son más tradicionales, pueden comunicar confianza y estabilidad. La legibilidad es una consideración clave en la selección de la tipografía, especialmente en materiales impresos y digitales donde el texto debe ser claro y fácil de leer.

Además de la fuente principal, es importante considerar una jerarquía tipográfica que incluya variaciones en tamaño, grosor y estilo para diferenciar entre títulos, subtítulos y cuerpo de texto. Esta jerarquía ayuda a guiar al lector a través del contenido y mejora la experiencia de lectura.

Imágenes y Gráficos

El uso de imágenes y gráficos en la identidad visual debe ser estratégico y alineado con la marca. Las imágenes de alta calidad que muestran sonrisas saludables, equipos modernos y un ambiente acogedor pueden reforzar la percepción positiva de la clínica. Además, los gráficos y las ilustraciones pueden utilizarse para explicar procedimientos o para añadir un toque creativo a la comunicación visual de la clínica (Berger, 2019).

Las imágenes juegan un papel crucial en la comunicación de la marca, ya que pueden transmitir mensajes de manera rápida y efectiva. En una clínica dental, las imágenes de pacientes satisfechos, sonrisas brillantes y personal profesional pueden contribuir a construir confianza y atraer a nuevos pacientes. Es importante que estas imágenes sean auténticas y representen de manera precisa la experiencia que ofrece la clínica.

Los gráficos y las ilustraciones también son herramientas valiosas en la comunicación visual. Pueden utilizarse para simplificar información compleja, como procedimientos dentales, o para crear una identidad visual única que diferencie a la clínica de la competencia. Es importante que los gráficos sean coherentes con el estilo visual general de la clínica y que se utilicen de manera equilibrada con otros elementos visuales.

3.2. Diseño de Logotipos Odontológicos

El diseño de un logotipo para una clínica dental es un proceso que requiere una comprensión profunda de la marca, el mercado objetivo y los valores que se desean transmitir. El logotipo debe ser una representación gráfica de la identidad de la clínica y debe ser diseñado para ser versátil y atemporal.

Investigación y Análisis

El primer paso en el diseño de un logotipo es la investigación y el análisis. Esto implica estudiar la competencia, comprender las preferencias del mercado objetivo y definir los valores y la misión de la clínica. Según Wheeler (2017), esta etapa es crucial para asegurar que el logotipo sea relevante y distintivo.

La investigación y el análisis son fundamentales para crear un logotipo que no solo sea atractivo, sino que también sea efectivo en la comunicación de la marca. Este proceso comienza con una evaluación de la competencia para identificar cómo se presentan visualmente otras clínicas dentales en el área. Esto ayuda a evitar similitudes y a crear un logotipo que se destaque.

Además, es importante comprender a los pacientes potenciales y sus preferencias visuales. Esto puede incluir investigaciones sobre las tendencias de diseño actuales en la odontología y entrevistas con pacientes para obtener feedback sobre lo que consideran atractivo y profesional en un logotipo. La alineación del logotipo con los valores y la misión de la clínica asegura que el diseño sea auténtico y coherente con la identidad general de la marca.

Conceptualización y Bocetos

Una vez completada la investigación, el siguiente paso es la conceptualización. Durante esta etapa, se desarrollan ideas y se crean bocetos que exploran diferentes direcciones de diseño. Es importante considerar diferentes estilos y enfoques, desde logotipos tipográficos hasta símbolos gráficos o una combinación de ambos (Berger, 2019).

La etapa de conceptualización es donde las ideas comienzan a tomar forma visual. Se exploran múltiples conceptos, cada uno representando una posible dirección para el logotipo. Esta es una fase experimental donde los diseñadores pueden jugar con diferentes estilos y combinaciones de elementos gráficos y tipográficos.

Es crucial en esta etapa considerar cómo el logotipo funcionará en diferentes aplicaciones, desde tarjetas de presentación hasta señalización y plataformas digitales. La versatilidad es clave, y los bocetos deben probarse en diferentes tamaños y contextos para asegurar que el logotipo sea efectivo en todas las situaciones.

Refinamiento del Diseño

Después de seleccionar los conceptos más prometedores, se refinan los diseños para asegurar que el logotipo sea simple, versátil y alineado con la marca. Según Aaker (1996), un buen logotipo debe ser fácilmente reconocible y reproducible en diferentes tamaños y contextos.

El refinamiento del diseño implica la eliminación de elementos innecesarios y la simplificación del logotipo para asegurar que sea claro y fácil de entender a primera vista.

Un logotipo recargado puede ser difícil de recordar y menos efectivo en su comunicación visual. Durante esta etapa, también se ajustan detalles como el espaciado, la proporción y el equilibrio de los elementos gráficos y tipográficos.

La coherencia con la identidad de la marca es fundamental. El logotipo debe alinearse con el estilo visual general de la clínica y reflejar sus valores y personalidad. Esto puede implicar ajustes en la paleta de colores, la tipografía o los elementos gráficos para asegurar que el logotipo se sienta como una extensión natural de la marca.

Prueba y Feedback

Antes de finalizar el diseño del logotipo, es recomendable realizar pruebas y obtener feedback de personas dentro y fuera de la organización. Esto puede incluir pruebas de visibilidad, comprensión y impacto emocional. El feedback ayuda a identificar posibles mejoras y asegura que el logotipo resuene con el público objetivo (Wheeler, 2017).

La retroalimentación es una parte crucial del proceso de diseño. Implica presentar el logotipo a un grupo selecto de personas, incluidos empleados de la clínica, pacientes y expertos en diseño. Se busca obtener opiniones sobre la efectividad del logotipo en comunicar la marca, su atractivo visual y su memorabilidad.

Las pruebas de visibilidad aseguran que el logotipo sea legible y reconocible en diferentes tamaños y aplicaciones. También se pueden realizar pruebas de impacto emocional para medir cómo el logotipo hace sentir a las personas y si evoca las emociones deseadas que están alineadas con la identidad de la marca.

Implementación

Una vez que el logotipo ha sido refinado y aprobado, se implementa en todos los materiales de la clínica, desde la papelería y el sitio web hasta los uniformes y la señalización. Es importante asegurarse de que el logotipo se utilice de manera coherente en todos los puntos de contacto para reforzar la identidad de la marca (Kumar & Meenakshi, 2020).

La implementación es el paso final donde el logotipo se convierte en una parte integral de la identidad visual de la clínica. Es crucial desarrollar directrices claras sobre el uso del logotipo, incluidas las variaciones permitidas, los tamaños mínimos y los colores aprobados. Estas directrices deben compartirse con todos los diseñadores, impresores y proveedores para asegurar una aplicación coherente en todas las plataformas y materiales.

La consistencia en el uso del logotipo refuerza la identidad de la marca y asegura que los pacientes reconozcan la clínica en todos los puntos de contacto, desde la publicidad hasta la experiencia en la clínica.

3.3. Paleta de Colores y su Significado

La selección de una paleta de colores adecuada es una parte integral del desarrollo de la identidad visual de una clínica dental. Los colores tienen un impacto psicológico significativo en las personas y pueden influir en su percepción y comportamiento. En el contexto odontológico, la elección de los colores debe reflejar no solo la identidad de la marca, sino también crear un ambiente que transmita calma, confianza y profesionalismo a los pacientes.

Psicología del Color

La psicología del color es una disciplina que estudia cómo los colores afectan las emociones y decisiones de las personas. En odontología, donde la experiencia del paciente es fundamental, los colores seleccionados pueden influir en la forma en que los pacientes perciben la clínica y su disposición a someterse a tratamientos. Según Singh (2006), los colores como el azul y el verde son comunes en el sector de la salud debido a su asociación con la calma, la serenidad y la confianza. El azul, en particular, es conocido por sus efectos calmantes, lo que puede ser beneficioso en un entorno donde la ansiedad es común.

El verde, por otro lado, se asocia con la salud, la naturaleza y la tranquilidad, lo que lo convierte en una elección popular para clínicas que desean enfatizar su enfoque en la salud y el bienestar. Estos colores no solo influyen en la percepción emocional de los pacientes, sino que también pueden mejorar la experiencia general del paciente al crear un ambiente que reduce el estrés y promueve una sensación de seguridad.

Selección de Colores para Clínicas Odontológicas

La selección de la paleta de colores para una clínica dental debe considerar tanto el impacto emocional como la coherencia con la marca. Es importante que los colores elegidos reflejen la personalidad de la clínica y resuenen con el público objetivo. Por ejemplo, una clínica que se especializa en odontopediatría podría optar por colores brillantes y alegres como el amarillo o el naranja, que transmiten energía, alegría y positividad. Estos colores pueden hacer que el entorno sea más amigable para los niños, aliviando sus miedos y creando una experiencia más agradable.

Por otro lado, una clínica orientada a un público adulto o que se especializa en tratamientos de alta gama podría preferir tonos más neutros y sofisticados, como el gris, el azul oscuro o el burdeos. Estos colores transmiten profesionalismo, elegancia y confianza, lo que puede atraer a pacientes que buscan una atención dental de calidad y un entorno profesional. Según Hynes (2009), la coherencia en la selección de colores que reflejan los valores de la clínica es clave para construir una identidad de marca sólida y coherente.

Coherencia y Aplicación de la Paleta de Colores

La coherencia en la aplicación de la paleta de colores es crucial para la construcción de una identidad de marca sólida. Los colores seleccionados deben utilizarse de manera consistente en todos los materiales de marketing, tanto en línea como fuera de línea. Esto incluye el sitio web de la clínica, la papelería, la decoración de la clínica, los uniformes del personal y todas las comunicaciones visuales, como folletos, tarjetas de presentación y publicidad. Wheeler (2017) enfatiza que la consistencia en el uso del color no solo refuerza la identidad visual, sino que también facilita el reconocimiento de la marca por parte de los pacientes, creando una asociación visual fuerte y memorable con la clínica.

La coherencia en la aplicación de los colores también implica mantener una uniformidad en las diferentes plataformas donde se comunica la marca. Esto es especialmente importante en el mundo digital, donde los colores pueden verse de manera diferente según el dispositivo o la pantalla. Asegurarse de que los colores de la marca se reproduzcan correctamente en todos los contextos es esencial para mantener una identidad visual coherente y profesional.

Tendencias en el Uso del Color

Aunque las tendencias en el uso del color pueden cambiar con el tiempo, es importante que las clínicas dentales mantengan una identidad de color que sea atemporal y no demasiado dependiente de las modas pasajeras. Sin embargo, estar al tanto de las tendencias actuales puede ayudar a las clínicas a mantenerse relevantes y atractivas para los pacientes. Berger (2019) sugiere que las tendencias en el uso del color pueden influir en la percepción de modernidad y vanguardia de la clínica, especialmente en un sector como la odontología, donde la tecnología y la innovación juegan un papel crucial.

Por ejemplo, el uso de tonos pastel y colores suaves ha sido una tendencia en los últimos años, ya que estos colores pueden crear un ambiente más relajante y acogedor. Sin embargo, es importante equilibrar la modernidad con la identidad de la marca, asegurando que los colores seleccionados sean representativos de los valores y la visión a largo plazo de la clínica.

3.4. Tipografía y Diseño Gráfico en Odontología

La tipografía y el diseño gráfico son elementos clave en la creación de una identidad visual coherente y efectiva para una clínica dental. La elección de las fuentes tipográficas y la composición gráfica deben alinearse con los valores de la clínica y ser coherentes con los otros elementos de la identidad visual. Una tipografía bien seleccionada puede comunicar profesionalismo, confianza y accesibilidad, mientras que un diseño gráfico cuidadoso puede mejorar la

Selección de Tipografía

La selección de la tipografía adecuada es un proceso que requiere un equilibrio entre la estética y la funcionalidad. Según Lupton (2014), la tipografía no solo comunica el mensaje escrito, sino que también transmite el tono y la personalidad de la marca. En el contexto de la odontología, es importante elegir fuentes que sean claras, legibles y que reflejen la profesionalidad y confianza de la clínica.

Las fuentes sans-serif, como Helvetica o Arial, son populares en el sector de la salud debido a su claridad y modernidad. Estas fuentes son fáciles de leer y transmiten una sensación de limpieza y eficiencia, lo que es ideal para un entorno médico. Sin embargo, las clínicas que deseen proyectar una imagen más tradicional o elegante pueden optar por fuentes serif, como Times New Roman o Garamond. Estas fuentes tienen un carácter más formal y pueden ser adecuadas para clínicas que deseen enfatizar su tradición y experiencia en el campo.

Es fundamental que la tipografía seleccionada sea coherente con la identidad visual general de la clínica y que se utilice de manera consistente en todos los materiales de marketing y comunicación. La coherencia en el uso de la tipografía ayuda a reforzar la identidad de la marca y a crear una experiencia visual unificada para los pacientes.

Combinación de Fuentes

La combinación de fuentes es una técnica que puede añadir profundidad y dinamismo al diseño gráfico de la clínica. Es importante seleccionar fuentes que se complementen entre sí y que no compitan por la atención del lector. Según Lupton (2014), la combinación de una fuente serif con una sans-serif puede crear un contraste atractivo que facilita la jerarquización de la información.

Por ejemplo, una clínica dental podría utilizar una fuente sans-serif para los títulos y encabezados, mientras que una fuente serif más delicada podría emplearse para el cuerpo del texto. Esta combinación no solo mejora la legibilidad, sino que también añade un elemento de sofisticación al diseño. Es importante que la combinación de fuentes sea coherente con la personalidad de la marca y que contribuya a una experiencia de lectura agradable y efectiva.

Al seleccionar y combinar fuentes, también es crucial considerar la legibilidad en diferentes tamaños y contextos. Las fuentes deben ser fácilmente legibles en todos los materiales, desde los carteles grandes hasta los formularios impresos y las pantallas digitales. La elección de la tipografía adecuada puede mejorar significativamente la experiencia del paciente al facilitar la comunicación clara y efectiva.

Diseño Gráfico en Materiales Odontológicos

El diseño gráfico en los materiales odontológicos debe ser limpio, profesional y coherente con la identidad visual de la clínica. Esto incluye el diseño de folletos, carteles, sitios web y cualquier otro material de marketing. El uso de imágenes de alta calidad, gráficos informativos y un diseño equilibrado ayuda a comunicar el mensaje de manera efectiva y a atraer la atención del paciente.

Un diseño gráfico efectivo en el contexto odontológico no solo se enfoca en la estética, sino también en la funcionalidad. Los materiales deben estar diseñados para ser informativos y fáciles de entender, especialmente cuando se trata de explicar procedimientos dentales o brindar información sobre la salud bucal. Según Berger (2019), el diseño gráfico debe guiar al lector a través de la información de manera clara y lógica, utilizando elementos visuales como iconos, gráficos y diagramas para facilitar la comprensión.

Además, el diseño gráfico debe ser coherente en todos los puntos de contacto de la clínica, desde la señalización en el interior de la clínica hasta la presencia en línea y los materiales impresos. Esta coherencia refuerza la identidad de la marca y crea una experiencia unificada para los pacientes, lo que es crucial para construir una marca fuerte y reconocible.

Consistencia Gráfica

La consistencia gráfica es esencial para crear una identidad de marca fuerte y reconocible en una clínica dental. Todos los materiales de marketing deben seguir una línea gráfica coherente, utilizando las mismas fuentes, colores y estilos de diseño. Esta consistencia no solo refuerza la identidad de la marca, sino que también facilita el reconocimiento de la clínica en todos los puntos de contacto con el paciente.

Según Wheeler (2017), la consistencia gráfica asegura que la comunicación visual de la clínica sea percibida de manera uniforme por los pacientes, independientemente del medio o plataforma en la que se presente. Esto incluye la coherencia en la papelería, el diseño del sitio web, las redes sociales, la señalización de la clínica y cualquier otro material de comunicación. Una identidad gráfica consistente ayuda a construir confianza y profesionalismo, ya que demuestra que la clínica tiene un enfoque bien pensado y organizado para su comunicación visual.

La implementación de un manual de marca que detalle las pautas gráficas, incluyendo la paleta de colores, las fuentes tipográficas, el uso de logotipos y otros elementos visuales, es fundamental para mantener la consistencia gráfica. Este manual sirve como una guía para todos los involucrados en la creación de materiales de marketing y asegura que la identidad visual de la clínica se mantenga coherente y alineada con la estrategia de branding general.

La identidad visual y corporativa en el ámbito odontológico es un aspecto esencial del branding que va mucho más allá de la simple estética. Implica una planificación cuidadosa y una ejecución coherente en todos los aspectos de la comunicación visual de la clínica, desde la selección de la paleta de colores hasta el diseño gráfico de los materiales.

3.5. Manual de Marca: Creación y Aplicación

El manual de marca es una herramienta esencial para cualquier clínica dental que aspire a mantener la coherencia y la integridad de su identidad visual y corporativa. En un entorno tan competitivo como el de la odontología, donde la percepción y la confianza del paciente son fundamentales, el manual de marca se convierte en un recurso vital para guiar todas las actividades de comunicación y marketing. Este documento proporciona directrices claras sobre cómo se deben utilizar los elementos de la marca en diferentes contextos, asegurando que todos los materiales de marketing sigan una línea coherente y estén alineados con los valores y la misión de la clínica.

Contenido del Manual de Marca

Un manual de marca completo no solo es una recopilación de directrices estéticas, sino un compendio estratégico que abarca todos los aspectos visuales y comunicativos de la marca. Según Wheeler (2017), el contenido de un manual de marca debe ser lo suficientemente detallado para guiar a cualquier persona que trabaje con la marca, pero también flexible para permitir la creatividad y la adaptación a diferentes necesidades de marketing.

a) Logotipo y Variantes:

El logotipo es el núcleo de la identidad visual de una clínica dental y, como tal, el manual de marca debe proporcionar instrucciones claras sobre su uso. Esto incluye versiones del logotipo en diferentes formatos (horizontal, vertical), colores (a todo color, blanco y negro), y tamaños. También es importante especificar las áreas de exclusión alrededor del logotipo para evitar su distorsión o mal uso.

Las directrices deben incluir ejemplos de usos correctos e incorrectos del logotipo para asegurar que todos los materiales respeten la integridad de la marca. Por ejemplo, el manual debe aclarar que el logotipo no debe ser estirado, rotado, o colocado sobre fondos que comprometan su legibilidad. La correcta aplicación del logotipo en diferentes contextos garantiza que la clínica sea reconocida de manera consistente y profesional en todas sus comunicaciones.

b) Paleta de Colores:

La paleta de colores es fundamental para mantener la coherencia visual de la marca. El manual de marca debe especificar los colores primarios y secundarios de la clínica, incluyendo los códigos de color exactos en formatos RGB, CMYK y Pantone. Esto asegura que los colores se reproduzcan con precisión en todos los materiales impresos y digitales, evitando variaciones que puedan diluir la identidad visual.

Además, el manual debe proporcionar directrices sobre cómo combinar los colores de la paleta en diferentes aplicaciones, como el diseño web, la señalización, y los materiales impresos. También es útil incluir ejemplos de cómo no se deben utilizar los colores, para prevenir combinaciones que no armonicen o que puedan resultar visualmente incómodas para los pacientes.

c) Tipografía:

La tipografía es otro elemento clave que contribuye a la personalidad de la marca. El manual debe especificar las fuentes tipográficas primarias y secundarias que deben utilizarse en todos los materiales de la clínica, tanto en formato impreso como digital. Esto incluye instrucciones sobre el uso de tamaños, pesos y estilos de las fuentes en diferentes aplicaciones, como títulos, subtítulos y cuerpo de texto.

Es fundamental que las directrices tipográficas aseguren la legibilidad y la consistencia en todos los puntos de contacto con el paciente. Por ejemplo, el manual debe recomendar tamaños mínimos de fuente para asegurar que el texto sea legible en todos los dispositivos y formatos. La coherencia tipográfica refuerza la identidad visual de la clínica y facilita la comunicación clara y efectiva con los pacientes.

d) Imágenes y Gráficos:

El uso de imágenes y gráficos debe estar alineado con la identidad visual y los valores de la clínica. El manual de marca debe incluir directrices sobre el estilo de las imágenes que deben utilizarse, como fotografías de alta calidad que reflejen la profesionalidad, la calidez y la accesibilidad de la clínica. También es importante especificar el uso de gráficos e ilustraciones, asegurando que complementen y no compitan con otros elementos visuales.

Además, el manual puede incluir recomendaciones sobre la resolución y el formato de las imágenes, especialmente para aplicaciones digitales, donde la calidad de la imagen es crucial para la percepción de la marca. El uso coherente de imágenes y gráficos ayuda a construir una experiencia visual unificada que refuerza la identidad de la clínica en la mente de los pacientes.

e) Tono de Voz y Mensajería:

El tono de voz es un aspecto crítico que define cómo la clínica se comunica con sus pacientes. El manual de marca debe establecer un tono de voz coherente que refleje los valores y la personalidad de la clínica. Por ejemplo, una clínica que se enfoca en la atención familiar puede adoptar un tono cálido y accesible, mientras que una clínica especializada en odontología estética de alta gama podría optar por un tono más sofisticado y profesional.

El manual debe incluir ejemplos de mensajes clave y directrices sobre cómo adaptar el tono de voz para diferentes audiencias y canales de comunicación. Esto asegura que todas las comunicaciones, desde las publicaciones en redes sociales hasta las interacciones en la recepción, estén alineadas con la identidad de la marca y transmitan un mensaje coherente y auténtico.

Implementación del Manual de Marca

La implementación del manual de marca es crucial para asegurar que todos los miembros del equipo y los socios externos comprendan y respeten las directrices establecidas. Para lograr una implementación efectiva, es fundamental que el manual sea accesible y comprensible para todas las personas involucradas en la creación y el uso de los materiales de marca.

a) Capacitación del Personal:

Una de las primeras etapas en la implementación del manual de marca es la capacitación del personal. Todos los empleados de la clínica, desde los recepcionistas hasta los especialistas en marketing, deben estar familiarizados con las directrices del manual y comprender la importancia de su cumplimiento. La capacitación puede incluir talleres, seminarios y guías prácticas que expliquen cómo aplicar las directrices en situaciones diarias.

Es importante que el personal entienda que el manual de marca no es solo una herramienta para el equipo de diseño, sino un recurso fundamental para toda la clínica. La consistencia en la aplicación de la marca en todas las interacciones con el paciente es clave para construir una identidad sólida y coherente.

b) Colaboración con Socios Externos:

Los socios externos, como las agencias de publicidad, diseñadores gráficos y proveedores de impresión, también deben estar alineados con las directrices del manual de marca. Es esencial compartir el manual con estos socios y asegurarse de que comprendan y respeten las pautas establecidas. La comunicación clara y la colaboración efectiva con socios externos ayudan a garantizar que todos los materiales producidos sean coherentes con la identidad visual y corporativa de la clínica.

Además, es útil establecer puntos de contacto regulares con los socios externos para revisar el cumplimiento del manual de marca y discutir cualquier ajuste o actualización necesario. La colaboración estrecha con estos socios es fundamental para mantener la integridad de la marca en todas las plataformas y canales de comunicación.

c) Revisión Regular de Materiales:

Para asegurar el cumplimiento del manual de marca, es importante llevar a cabo revisiones regulares de todos los materiales de marketing y comunicación. Estas revisiones pueden ser realizadas por un comité interno de branding o por un consultor externo especializado en identidad de marca. El objetivo de estas revisiones es identificar cualquier desviación de las directrices del manual y tomar las medidas necesarias para corregirlas.

Las revisiones también ofrecen la oportunidad de evaluar la efectividad de las directrices establecidas y hacer ajustes si es necesario. Por ejemplo, si se identifica que ciertos elementos del manual no están siendo implementados correctamente o si surgen nuevos desafíos en la aplicación de la marca, se pueden realizar modificaciones para mejorar la claridad y la efectividad del manual.

Actualización y Revisión del Manual de Marca

El manual de marca no es un documento estático; debe revisarse y actualizarse regularmente para reflejar cambios en la estrategia de la clínica, las tendencias del mercado y las necesidades de los pacientes. Mantener el manual actualizado asegura que la identidad de la marca siga siendo relevante y efectiva en un entorno en constante evolución.

a) Monitoreo del Entorno del Mercado:

Uno de los factores clave que puede motivar la actualización del manual de marca es el cambio en el entorno del mercado. Las tendencias en el diseño gráfico, las expectativas de los pacientes y las tecnologías de comunicación evolucionan con el tiempo, y es importante que la marca de la clínica se mantenga al día con estos cambios.

Según Kumar & Meenakshi (2020), la relevancia de una marca depende de su capacidad para adaptarse a las condiciones cambiantes del mercado. Esto implica no solo ajustar la identidad visual, sino también revisar las estrategias de comunicación y el tono de voz para alinearse con las expectativas actuales de los pacientes.

b) Ajustes Basados en Feedback:

El feedback de los pacientes, el personal y los socios externos es una fuente valiosa de información para la actualización del manual de marca. Las encuestas de satisfacción, las revisiones de desempeño y las conversaciones informales pueden revelar áreas donde las directrices actuales pueden no estar funcionando como se esperaba o donde se necesitan ajustes para mejorar la efectividad.

Por ejemplo, si los pacientes encuentran que ciertos elementos visuales son confusos o difíciles de entender, o si el personal tiene dificultades para aplicar ciertas directrices, estos problemas deben abordarse en la revisión del manual. La inclusión de nuevas secciones o la simplificación de las directrices existentes pueden ser necesarias para mejorar la implementación y el impacto de la marca.

c) Planificación de Revisión Regular:

Para asegurar que el manual de marca se mantenga actualizado y relevante, es útil establecer un calendario regular de revisión. Esto podría incluir revisiones anuales o bianuales, dependiendo de la dinámica del mercado y de la clínica. Durante estas revisiones, se evalúa la efectividad del manual en su conjunto, así como de cada una de sus secciones.

La revisión regular del manual también permite a la clínica anticipar cambios futuros y prepararse para ellos. Por ejemplo, si se planea una expansión de la clínica o el lanzamiento de nuevos servicios, el manual de marca debe revisarse y ajustarse para reflejar estos cambios y asegurar una transición suave en la identidad de la marca.

Casos de Estudio de Aplicación del Manual de Marca

Analizar casos de estudio de otras clínicas que han implementado con éxito un manual de marca puede proporcionar información valiosa y lecciones aprendidas. Estos estudios pueden ilustrar cómo la coherencia en la identidad visual ha contribuido al reconocimiento de la marca, a la satisfacción del paciente y al éxito general de la clínica.

a) Caso de Estudio: Clínica Dental "Sonrisa Brillante":

La Clínica Dental "Sonrisa Brillante" es un ejemplo de una clínica que implementó un manual de marca detallado y experimentó un aumento significativo en el reconocimiento de su marca y en la satisfacción del paciente. Antes de la implementación del manual, la clínica carecía de una identidad visual coherente, con diferentes versiones del logotipo y colores inconsistentes en sus materiales de marketing.

Después de la implementación del manual de marca, que incluía directrices claras sobre el uso del logotipo, la paleta de colores, la tipografía y el tono de voz, la clínica logró una identidad visual unificada y profesional. Como resultado, la clínica vio un aumento en la lealtad del paciente y en la recomendación boca a boca, lo que contribuyó a un crecimiento significativo en su base de pacientes.

b) Caso de Estudio: Clínica "Salud Bucal Integral":

Otro ejemplo es la Clínica "Salud Bucal Integral", que utilizó su manual de marca para reorientar su identidad visual y comunicativa en un mercado competitivo. Enfrentada a una creciente competencia, la clínica decidió renovar su marca con un enfoque en la modernidad y la innovación, alineando su identidad visual con estos valores.

El manual de marca incluyó una nueva paleta de colores vibrantes y modernas, una tipografía contemporánea y un tono de voz que enfatizaba la atención personalizada y la tecnología avanzada. La implementación rigurosa del manual en todos los puntos de contacto, desde la señalización hasta la comunicación digital, permitió a la clínica diferenciarse claramente de sus competidores y atraer a un segmento de mercado más joven y tecnológicamente avanzado.

Estos casos de estudio demuestran la importancia y el impacto de un manual de marca bien diseñado y aplicado. La coherencia en la identidad visual no solo refuerza la marca, sino que también contribuye directamente a la satisfacción del paciente, a la lealtad y al crecimiento de la clínica.

En resumen, un manual de marca es una herramienta esencial para cualquier clínica dental que desee construir y mantener una identidad visual y corporativa fuerte, coherente y reconocible. La creación y aplicación efectiva de un manual de marca no solo asegura la consistencia en todos los aspectos de la comunicación visual, sino que también refuerza la confianza de los pacientes y contribuye al éxito a largo plazo de la clínica en un mercado competitivo.

Conclusión

La identidad visual y corporativa es un componente fundamental del branding odontológico, que va mucho más allá de la estética superficial. Es una manifestación tangible de la misión, visión y valores de la clínica, que tiene un impacto directo en cómo los pacientes perciben y se relacionan con la marca. A través de la cuidadosa selección y coherente aplicación de los elementos visuales, como el logotipo, la paleta de colores, la tipografía y el diseño gráfico, las clínicas pueden construir una marca fuerte y distintiva que resuene con los pacientes y que apoye el crecimiento y la fidelización a largo plazo.

Capítulo 4: Comunicación y Estrategias de Marketing

En el contexto de la odontología moderna, la comunicación efectiva y las estrategias de marketing son fundamentales para el éxito de cualquier clínica dental. Este capítulo explora en detalle las diversas facetas de la comunicación con los pacientes y el uso de estrategias de marketing digital y tradicional, proporcionando un marco integral para mejorar la visibilidad, la reputación y la eficacia del marketing en una clínica dental.

4.1. Comunicación Efectiva con los Pacientes

La comunicación efectiva con los pacientes es la piedra angular de una práctica dental exitosa. No solo es esencial para asegurar que los pacientes comprendan sus opciones de tratamiento y se sientan cómodos con las decisiones que toman, sino que también es crucial para construir relaciones duraderas basadas en la confianza y la lealtad.

Importancia de la Comunicación en Odontología

En odontología, la comunicación no se limita solo a la transferencia de información técnica. Involucra la capacidad de empatizar con los pacientes, entender sus preocupaciones y ofrecerles un apoyo claro y compasivo. Estudios han demostrado que la calidad de la comunicación entre el dentista y el paciente tiene un impacto directo en la satisfacción del paciente y en su disposición a seguir las recomendaciones de tratamiento (Gorter et al., 2019). La capacidad de un profesional para comunicar de manera efectiva influye directamente en la percepción del paciente sobre la calidad del servicio recibido, y a menudo, es un factor determinante en su decisión de volver a la clínica o recomendarla a otros.

Estrategias para una Comunicación Efectiva

Escucha Activa:

La escucha activa es una técnica de comunicación fundamental que implica prestar atención completa al paciente, mostrando interés genuino y evitando interrupciones. Esta práctica permite al dentista captar las preocupaciones y expectativas del paciente, lo que a su vez facilita la personalización del tratamiento y aumenta la satisfacción del paciente (Stewart et al., 2018). Escuchar activamente significa no solo oír las palabras del paciente, sino también interpretar el lenguaje corporal y el tono de voz, que pueden proporcionar pistas importantes sobre sus verdaderos sentimientos y preocupaciones.

Uso de Lenguaje Accesible:

Es crucial evitar la jerga técnica y utilizar un lenguaje que sea comprensible para el paciente. Explicar los procedimientos y opciones de tratamiento de manera sencilla y clara es esencial para asegurar que el paciente entienda completamente lo que implica su tratamiento (Berger, 2019). Además, utilizar ejemplos y metáforas familiares puede ayudar a los pacientes a comprender mejor conceptos complejos. Por ejemplo, en lugar de describir un implante dental en términos técnicos, un dentista podría compararlo con "plantar una semilla que crecerá en un diente fuerte y saludable", lo que facilita la comprensión y reduce la ansiedad.

Comunicación No Verbal:

La comunicación no verbal, como el contacto visual, el lenguaje corporal y el tono de voz, juega un papel crucial en cómo los pacientes perciben la interacción. Un lenguaje corporal abierto y un tono de voz calmado pueden hacer que el paciente se sienta más cómodo y confiado en el tratamiento propuesto (Mehrabian, 2017). Por ejemplo, mantener una postura relajada, inclinarse ligeramente hacia adelante y hacer contacto visual durante la conversación puede demostrar que el dentista está genuinamente interesado en el bienestar del paciente.

Herramientas de Apoyo Visual:

El uso de herramientas visuales, como diagramas, videos y modelos 3D, puede mejorar significativamente la comprensión del paciente sobre los procedimientos dentales. Estos recursos ayudan a visualizar el tratamiento y permiten al paciente tomar decisiones informadas sobre su cuidado dental (Wadhwa et al., 2020). Las imágenes antes y después de procedimientos, los modelos tridimensionales de la cavidad oral y los videos educativos sobre procedimientos específicos son ejemplos de cómo las herramientas visuales pueden hacer que los pacientes se sientan más seguros y comprometidos con su tratamiento.

Barreras en la Comunicación y Cómo Superarlas

Las barreras en la comunicación, como las diferencias culturales, el idioma o la ansiedad del paciente, pueden afectar la efectividad de la interacción entre el dentista y el paciente. Es esencial identificar estas barreras y desarrollar estrategias para superarlas, como la capacitación cultural y el uso de servicios de interpretación cuando sea necesario (Cross, 2020). Las diferencias culturales pueden influir en cómo se perciben las recomendaciones de tratamiento, y los dentistas deben ser conscientes de estas diferencias para evitar malentendidos. Por ejemplo, en algunas culturas, la confianza se gana a través de la formalidad y el respeto por la autoridad, mientras que en otras, una comunicación más informal y amistosa puede ser más efectiva.

4.2. Estrategias de Marketing Digital

En la era digital, las estrategias de marketing digital son fundamentales para atraer nuevos pacientes y mantener la relevancia de la clínica dental en un entorno altamente competitivo. El marketing digital abarca una variedad de tácticas, desde la optimización de motores de búsqueda (SEO) hasta la publicidad en redes sociales y el marketing por correo electrónico.

Optimización de Motores de Búsqueda (SEO)

La optimización de motores de búsqueda (SEO) es una estrategia clave para aumentar la visibilidad en línea de una clínica dental. El SEO implica la optimización del sitio web de la clínica para que aparezca en las primeras posiciones de los resultados de búsqueda en Google y otros motores de búsqueda.

Estrategias de SEO

Palabras Clave Relevantes:

Identificar y utilizar palabras clave relevantes que los pacientes potenciales pueden usar para buscar servicios dentales es esencial. Estas palabras clave deben integrarse de manera natural en el contenido del sitio web, en los títulos y en las meta descripciones (Chaffey & Ellis-Chadwick, 2019). Las palabras clave deben seleccionarse no solo en función del volumen de búsqueda, sino también de la intención del usuario. Por ejemplo, términos como "mejor dentista en [ciudad]" o "implantes dentales asequibles" pueden atraer a pacientes con una intención clara de encontrar servicios específicos.

Optimización del Contenido:

El contenido del sitio web debe ser informativo, útil y actualizado regularmente. Crear blogs y artículos sobre temas de interés para los pacientes, como la higiene oral o las últimas tecnologías en odontología, no solo mejora el SEO, sino que también posiciona a la clínica como una autoridad en el campo (Clarke, 2021). Además, el contenido debe estar estructurado para facilitar la lectura en dispositivos móviles, dado que un porcentaje significativo de las búsquedas se realizan desde teléfonos inteligentes.

Enlaces de Calidad:

Los enlaces entrantes de sitios web de alta calidad pueden mejorar significativamente la clasificación del sitio web en los motores de búsqueda. Colaborar con otros profesionales de la salud para compartir enlaces o publicar en blogs y revistas especializadas puede ser una estrategia efectiva para generar enlaces de calidad (Moz, 2020). Además, participar en directorios de salud dental y asociaciones profesionales también puede proporcionar enlaces valiosos que mejoren la autoridad del sitio web.

Publicidad en Redes Sociales

Las redes sociales ofrecen una plataforma poderosa para conectar con los pacientes y construir una comunidad en torno a la clínica dental. Plataformas como Facebook, Instagram y LinkedIn permiten a las clínicas interactuar con los pacientes de manera informal y directa.

Creación de Contenido Visual:

El contenido visual, como fotos, videos y gráficos, tiende a generar más participación en las redes sociales. Publicar imágenes de la clínica, testimonios de pacientes y videos educativos puede aumentar la visibilidad y la credibilidad de la clínica (Kaplan & Haenlein, 2019). Además, las historias en redes sociales, como Instagram Stories, permiten una comunicación más inmediata y personal, que puede fortalecer la relación entre la clínica y sus seguidores.

Publicidad Pagada en Redes Sociales:

La publicidad pagada en redes sociales permite a las clínicas dirigirse a audiencias específicas en función de la ubicación, la edad, los intereses y otros factores demográficos. Esta segmentación precisa asegura que los anuncios lleguen a las personas más propensas a convertirse en pacientes (Facebook, 2021). La capacidad de probar diferentes creatividades y mensajes a través de A/B testing también permite a las clínicas optimizar sus campañas para obtener los mejores resultados.

Marketing por Correo Electrónico

El marketing por correo electrónico es una herramienta eficaz para mantener el contacto con los pacientes actuales y potenciales, ofreciendo contenido relevante, recordatorios de citas y promociones especiales.

Automatización del Correo Electrónico:

La automatización del correo electrónico permite enviar correos electrónicos personalizados en momentos estratégicos, como después de una primera visita o antes de un cumpleaños, lo que refuerza la relación con el paciente y promueve la lealtad (Mailchimp, 2021). Además, las secuencias de correo automatizadas pueden utilizarse para educar a los pacientes sobre sus tratamientos, recordándoles citas próximas o brindándoles consejos postoperatorios.

Segmentación de Listas:

Segmentar la lista de correos electrónicos en función de diferentes criterios, como el tipo de paciente (nuevo o existente) o el tipo de tratamiento recibido, permite a las clínicas enviar mensajes más personalizados y relevantes, lo que aumenta la tasa de apertura y la participación (Clarke, 2021). Por ejemplo, los pacientes que han mostrado interés en tratamientos cosméticos pueden recibir correos electrónicos específicos sobre las últimas innovaciones en odontología estética, mientras que los pacientes pediátricos podrían recibir consejos sobre la salud bucal infantil.

Análisis de Resultados en Marketing Digital

El análisis continuo de los resultados es fundamental para optimizar las estrategias de marketing digital. Herramientas como Google Analytics y las métricas de redes sociales proporcionan información valiosa sobre el comportamiento de los usuarios y la efectividad de las campañas, permitiendo ajustes y mejoras continuas (Chaffey & Ellis-Chadwick, 2019). Es crucial analizar métricas como la tasa de clics, la tasa de conversión, el costo por adquisición y el retorno de la inversión (ROI) para asegurarse de que las estrategias de marketing digital están alineadas con los objetivos comerciales de la clínica.

El análisis no solo se centra en las métricas generales, sino también en la segmentación de estos datos. Por ejemplo, entender cómo se comportan los usuarios de diferentes edades o ubicaciones geográficas puede proporcionar insights valiosos que permitan adaptar mejor las campañas futuras.

En resumen, la integración de una comunicación efectiva con los pacientes y la implementación de estrategias de marketing digital sólidas son cruciales para el éxito de cualquier clínica dental en el entorno competitivo actual. La capacidad de una clínica para comunicarse eficazmente con sus pacientes y utilizar las herramientas digitales para alcanzar a nuevos pacientes determina en gran medida su éxito a largo plazo. Mantenerse al día con las últimas tendencias en marketing digital y ajustar las estrategias en función de los datos analíticos permitirá a las clínicas no solo atraer a nuevos pacientes, sino también mantener una base de pacientes leales y comprometidos.

4.3. Publicidad en Medios Tradicionales y Digitales

A pesar del auge del marketing digital, la publicidad en medios tradicionales sigue siendo una herramienta efectiva, especialmente cuando se combina con estrategias digitales. La integración de ambos enfoques permite a las clínicas dentales maximizar su alcance y asegurarse de que su mensaje llegue a un público diverso.

Medios Tradicionales

La publicidad en medios tradicionales, aunque a menudo vista como menos dinámica que las estrategias digitales, sigue ofreciendo beneficios clave, especialmente en contextos locales o para audiencias que no están tan activas en línea.

Anuncios en Periódicos y Revistas:

La publicidad en periódicos y revistas locales puede ser efectiva para llegar a un público más amplio, especialmente a aquellos que no están tan activos en línea. Los periódicos locales y las revistas especializadas en salud pueden ser plataformas valiosas para llegar a una audiencia específica. Este tipo de publicidad es particularmente útil para promociones especiales o para crear conciencia de marca en la comunidad local (Keller & Kotler, 2016). Además, los anuncios impresos pueden proporcionar un espacio tangible que los lectores pueden conservar, lo que aumenta las posibilidades de que recuerden la clínica cuando necesiten servicios dentales.

Radio y Televisión:

Los anuncios de radio y televisión pueden tener un gran impacto debido a su amplio alcance. Aunque pueden ser más costosos que otros medios, ofrecen la oportunidad de transmitir mensajes más elaborados y de captar la atención del público de manera más efectiva (Belch & Belch, 2021). La publicidad en radio puede ser particularmente efectiva para llegar a personas que pasan mucho tiempo en sus vehículos, mientras que los anuncios en televisión pueden aprovechar la fuerza de las imágenes y el audio combinados para crear un mensaje más emocional y memorable. Además, con la capacidad de segmentar audiencias por horarios y canales específicos, estos medios tradicionales pueden ser más precisos de lo que se podría pensar inicialmente.

Medios Digitales

El marketing digital ha revolucionado la forma en que las clínicas dentales pueden llegar a sus pacientes, ofreciendo herramientas precisas y rentables para conectar con un público más amplio.

Publicidad de Pago por Clic (PPC):

La publicidad de pago por clic (PPC), como Google Ads, permite a las clínicas pagar solo cuando un usuario hace clic en su anuncio, lo que puede ser una manera rentable de atraer tráfico al sitio web. Los anuncios PPC pueden dirigirse a palabras clave específicas, ubicaciones geográficas y otros criterios relevantes (Moz, 2020). Esta forma de publicidad permite a las clínicas controlar exactamente cuánto están dispuestas a gastar, y ajustar sus campañas en tiempo real según el rendimiento. Además, la capacidad de rastrear y analizar los resultados de cada campaña PPC en términos de clics, conversiones y retorno de la inversión (ROI) proporciona datos valiosos para optimizar futuras estrategias.

Anuncios en Redes Sociales:

Además de las publicaciones orgánicas, las clínicas pueden utilizar anuncios pagados en redes sociales para aumentar la visibilidad y atraer a nuevos pacientes. Estos anuncios pueden incluir promociones, testimonios de pacientes y videos educativos (Kaplan & Haenlein, 2019). Las plataformas como Facebook, Instagram y LinkedIn permiten una segmentación avanzada, donde los anuncios pueden dirigirse a grupos demográficos específicos basados en la edad, ubicación, intereses, y comportamientos en línea. Esta precisión asegura que los anuncios lleguen a las personas más propensas a necesitar servicios dentales, aumentando la eficacia de cada dólar gastado en publicidad.

Integración de Estrategias de Publicidad

Una estrategia de publicidad efectiva integra tanto los medios tradicionales como los digitales para maximizar el alcance y el impacto. Esta combinación permite a las clínicas aprovechar las fortalezas de ambos enfoques y llegar a un público diverso (Belch & Belch, 2021). Por ejemplo, una campaña integrada podría incluir un anuncio de televisión para generar conciencia masiva, seguido de anuncios PPC para captar a aquellos que buscan servicios específicos en línea. Al mismo tiempo, los anuncios en redes sociales podrían reforzar el mensaje y proporcionar un canal directo para la interacción con los pacientes. La clave es asegurar que todos los elementos de la campaña, ya sean digitales o tradicionales, estén alineados en términos de mensaje, diseño y objetivo, creando una experiencia de marca cohesiva y memorable.

4.4. Marketing de Contenido en Odontología

El marketing de contenido es una estrategia que implica la creación y distribución de contenido valioso y relevante para atraer y retener a una audiencia claramente definida, con el objetivo final de impulsar la acción del paciente. En el contexto de la odontología, el marketing de contenido se centra en educar a los pacientes, construir confianza y establecer la clínica como una autoridad en el cuidado dental.

Importancia del Marketing de Contenido

El marketing de contenido ayuda a establecer la clínica como una autoridad en el campo de la odontología, construyendo confianza y educando a los pacientes sobre diversos aspectos del cuidado dental. Según Pulizzi (2020), el contenido de alta calidad puede mejorar la visibilidad en línea, aumentar la participación de los pacientes y fomentar la lealtad a largo plazo. Además, a medida que los pacientes se vuelven más informados y exigentes, buscan contenido que les proporcione información útil, que les ayude a tomar decisiones informadas sobre su salud bucal. Al proporcionar este contenido, las clínicas no solo atraen nuevos pacientes, sino que también mantienen a los pacientes existentes comprometidos y leales.

Tipos de Contenido en Odontología

Existen varios tipos de contenido que pueden ser utilizados en una estrategia de marketing de contenido, cada uno con sus propias ventajas y aplicaciones.

Blogs y Artículos:

Escribir blogs y artículos sobre temas relacionados con la salud bucal, los últimos avances en tratamientos dentales y consejos preventivos es una excelente manera de atraer tráfico al sitio web y educar a los pacientes (Clarke, 2021). Los blogs pueden abordar preguntas frecuentes, mitos comunes sobre el cuidado dental, y proporcionar actualizaciones sobre las innovaciones en la práctica odontológica. Además, los artículos de blog optimizados para SEO pueden mejorar la visibilidad de la clínica en los motores de búsqueda, atrayendo a pacientes que buscan información específica sobre tratamientos dentales.

Videos Educativos:

Los videos son un formato de contenido muy eficaz para explicar procedimientos complejos, mostrar testimonios de pacientes y ofrecer consejos de higiene oral. Los videos pueden compartirse en el sitio web de la clínica, en redes sociales y en plataformas como YouTube para llegar a una audiencia más amplia (Pulizzi, 2020). Los videos también permiten a los pacientes ver el "lado humano" de la clínica, con la posibilidad de presentar al equipo, mostrar el ambiente de la clínica y demostrar procedimientos en un formato fácil de entender. Además, el video es un formato muy compartido, lo que amplía su alcance y potencialmente atrae a más pacientes a la clínica.

Infografías:

Las infografías son una herramienta visual efectiva para comunicar información compleja de manera simple y atractiva. Pueden usarse para explicar los beneficios de ciertos tratamientos, ilustrar estadísticas de salud bucal y educar a los pacientes sobre temas dentales comunes (Berger, 2019). Debido a su naturaleza visual, las infografías son altamente compartibles en redes sociales, lo que aumenta la visibilidad de la clínica y refuerza su reputación como una fuente confiable de información dental.

Distribución del Contenido

El contenido creado debe distribuirse estratégicamente a través de diversos canales para maximizar su alcance. Esto incluye el sitio web de la clínica, las redes sociales, boletines por correo electrónico y plataformas de video (Kaplan & Haenlein, 2019). Es importante recordar que diferentes tipos de contenido pueden ser más efectivos en diferentes plataformas. Por ejemplo, los artículos largos y detallados pueden funcionar bien en el blog del sitio web, mientras que los videos cortos y atractivos pueden ser más efectivos en plataformas como Instagram o Facebook. Además, la reutilización del contenido en diferentes formatos (por ejemplo, convertir un artículo de blog en una serie de videos cortos) puede extender su vida útil y maximizar su impacto.

Medición del Éxito del Marketing de Contenido

Medir el éxito del marketing de contenido es crucial para entender qué tipos de contenido resuenan más con la audiencia y cómo impactan en la decisión del paciente. Las métricas clave incluyen el tráfico del sitio web, la tasa de conversión, la participación en redes sociales y las tasas de clics (Clarke, 2021). Herramientas como Google Analytics pueden proporcionar datos detallados sobre cómo los usuarios interactúan con el contenido, mientras que las plataformas de redes sociales ofrecen insights sobre la participación y el alcance de las publicaciones. Además, encuestas directas a los pacientes pueden proporcionar retroalimentación valiosa sobre cómo el contenido ha influido en sus decisiones de tratamiento.

El marketing de contenido no es solo una táctica de marketing; es una estrategia de construcción de relaciones a largo plazo. Al centrarse en proporcionar valor a través de contenido relevante y útil, las clínicas dentales pueden no solo atraer nuevos pacientes, sino también construir una base de pacientes leales que confían en la clínica como su fuente principal de información y cuidado dental. Esta confianza y lealtad, a su vez, pueden conducir a recomendaciones boca a boca, una mayor retención de pacientes y, en última instancia, al crecimiento sostenido de la clínica dental.

4.5. Gestión de Redes Sociales y Reputación Online

En la era digital, la gestión de redes sociales y la reputación online son componentes críticos para el éxito de cualquier clínica dental. Estas herramientas no solo amplifican la visibilidad de la clínica, sino que también influyen directamente en la percepción pública y en la decisión de los pacientes de elegir o evitar ciertos servicios. El manejo adecuado de estos elementos puede ser la diferencia entre una clínica floreciente y una que lucha por mantenerse relevante en un mercado altamente competitivo.

Estrategias de Gestión de Redes Sociales

Las redes sociales han revolucionado la forma en que las clínicas dentales se comunican con sus pacientes. Una presencia sólida y bien gestionada en plataformas como Facebook, Instagram, Twitter, y LinkedIn no solo aumenta la visibilidad de la clínica, sino que también permite construir relaciones más cercanas y personales con los pacientes.

Creación de Contenido Relevante y Atractivo

El contenido es el corazón de cualquier estrategia en redes sociales. Crear contenido relevante, informativo y atractivo es esencial para captar y mantener la atención de la audiencia. Este contenido debe ir más allá de simples anuncios de servicios; debe incluir publicaciones que eduquen a los pacientes sobre la salud bucal, compartan actualizaciones sobre las innovaciones en la clínica, ofrezcan promociones especiales, y presenten testimonios de pacientes satisfechos. El objetivo es proporcionar valor a los seguidores, lo que en última instancia fortalecerá la lealtad y el compromiso de los pacientes con la clínica.

Kaplan y Haenlein (2019) subrayan la importancia de un enfoque estratégico en la creación de contenido. Las clínicas deben entender las necesidades y deseos de su audiencia y crear contenido que resuene con ellos. Por ejemplo, una clínica puede compartir consejos semanales de cuidado bucal, ofrecer seminarios web en vivo sobre la importancia de la prevención dental, o publicar videos que expliquen procedimientos comunes de una manera accesible. Además, el contenido visual como imágenes de antes y después de tratamientos, infografías sobre la importancia del uso de hilo dental, o videos de procedimientos simplificados, tiende a generar mayor participación en plataformas visuales como Instagram y Facebook.

Interacción con la Audiencia

La interacción activa con los seguidores es otro componente clave en la gestión exitosa de redes sociales. No es suficiente con publicar contenido regularmente; las clínicas deben comprometerse a responder a los comentarios, preguntas y mensajes directos de manera oportuna. Esta interacción demuestra que la clínica valora a sus pacientes y está dispuesta a involucrarse con ellos más allá de la simple transacción de servicios.

Belch y Belch (2021) destacan que la interacción regular con la audiencia fomenta una comunidad en línea más fuerte y comprometida. Por ejemplo, responder a las preguntas sobre tratamientos específicos puede no solo ayudar a la persona que pregunta, sino también a otros seguidores que tengan la misma inquietud. Además, agradecer públicamente a los pacientes que dejan reseñas positivas o que recomiendan la clínica a sus amigos y familiares refuerza el sentimiento de comunidad y lealtad.

Monitoreo de Redes Sociales

El monitoreo de redes sociales es esencial para mantener un control sobre la percepción pública de la clínica y para reaccionar rápidamente a cualquier comentario negativo o crítica que pueda surgir. Herramientas como Hootsuite y Buffer permiten a las clínicas gestionar múltiples plataformas de redes sociales desde un solo lugar, facilitando la programación de publicaciones, el seguimiento de menciones y la respuesta a los comentarios en tiempo real.

Clarke (2021) sugiere que el monitoreo regular de las redes sociales también ofrece la oportunidad de identificar tendencias emergentes en la percepción de los pacientes, lo que puede informar futuras estrategias de contenido y marketing. Por ejemplo, si una clínica nota un aumento en las preguntas sobre un nuevo tratamiento dental, podría considerar crear una serie de publicaciones que expliquen ese tratamiento en detalle. Además, la identificación temprana de críticas negativas permite a la clínica abordar los problemas antes de que se conviertan en crisis de reputación.

Gestión de la Reputación Online

La reputación online de una clínica dental es uno de los factores más influyentes en la decisión de los pacientes de elegir un servicio. Una buena reputación online no solo atrae a nuevos pacientes, sino que también retiene a los existentes. Por otro lado, una mala reputación puede disuadir a los pacientes potenciales y dañar la imagen de la clínica.

Monitoreo de Reseñas Online

Monitorear las reseñas en plataformas como Google My Business, Yelp, y Facebook es esencial para entender cómo perciben los pacientes a la clínica. Las reseñas ofrecen una visión directa de la experiencia del paciente y pueden destacar áreas donde la clínica está sobresaliendo, así como aspectos que necesitan mejorar. Es crucial que las clínicas no solo lean las reseñas, sino que también respondan a ellas de manera proactiva.

Kaplan y Haenlein (2019) afirman que las respuestas a las reseñas, tanto positivas como negativas, son una oportunidad para mostrar el compromiso de la clínica con la satisfacción del paciente. Agradecer a los pacientes que dejan reseñas positivas refuerza la buena relación, mientras que responder a críticas con empatía y disposición para solucionar problemas puede convertir una experiencia negativa en una oportunidad de redención.

Solución de Problemas y Respuesta a Críticas

Responder de manera profesional y empática a las críticas negativas es crucial para mitigar el daño a la reputación y convertir una experiencia negativa en una oportunidad de mejora. Es importante abordar las preocupaciones del paciente de manera directa, ofreciendo disculpas cuando sea necesario y proponiendo soluciones que demuestren la voluntad de la clínica de aprender y mejorar.

Clarke (2021) sugiere que una respuesta bien manejada a una crítica puede incluso fortalecer la percepción de la clínica. Los pacientes y otros lectores que vean la respuesta pueden apreciar el esfuerzo de la clínica por rectificar errores y por su compromiso con la excelencia en el servicio. Además, la transparencia en la gestión de problemas puede construir una mayor confianza con la audiencia, ya que muestra que la clínica no tiene nada que esconder y está dispuesta a enfrentar los problemas de frente.

Evaluación y Mejora Continua

La gestión de redes sociales y reputación online debe ser un proceso dinámico, con evaluaciones regulares para identificar áreas de mejora. Implementar cambios basados en la retroalimentación de los pacientes y las tendencias del mercado es crucial para mantener una reputación fuerte y positiva en línea.

Chaffey y Ellis-Chadwick (2019) destacan la importancia de una evaluación continua para adaptarse a las cambiantes expectativas de los pacientes y al panorama digital. Las clínicas deben estar dispuestas a ajustar sus estrategias de marketing en redes sociales y su enfoque de gestión de la reputación en respuesta a los cambios en el comportamiento del consumidor, las nuevas plataformas tecnológicas y las oportunidades emergentes. Por ejemplo, si una clínica nota que su audiencia en Instagram ha crecido significativamente, puede considerar aumentar su enfoque en esta plataforma, creando contenido exclusivo y campañas dirigidas específicamente a este canal.

Además, la mejora continua implica aprender de los errores y éxitos pasados. Analizar qué tipos de publicaciones generan más compromiso, qué respuestas a críticas fueron más efectivas, y qué tácticas de marketing resultaron en un mayor número de conversiones puede ayudar a refinar las estrategias futuras. La implementación de nuevas herramientas de análisis y la capacitación continua del personal en el uso de estas herramientas también son esenciales para mantenerse a la vanguardia en la gestión de la reputación online.

La evaluación y mejora continua deben ser vistas no solo como una tarea, sino como una filosofía central de la práctica dental. Esta mentalidad asegura que la clínica no solo reacciona a los cambios, sino que los anticipa y lidera, posicionándose como un innovador en la industria y como un proveedor de atención dental de confianza.

Conclusión

La comunicación efectiva y las estrategias de marketing, tanto digitales como tradicionales, son fundamentales para el éxito de una clínica dental en el entorno competitivo actual. La combinación de técnicas de comunicación clara, estrategias de marketing digital, publicidad en medios tradicionales, marketing de contenido y gestión de redes sociales puede posicionar a una clínica dental de manera efectiva en el mercado y atraer y retener a una base de pacientes leal. A través de la implementación cuidadosa y la evaluación continua de estas estrategias, las clínicas pueden asegurar un crecimiento sostenido y una reputación positiva a largo plazo.

Capítulo 5: Experiencia del Paciente y Fidelización

En la actualidad, la experiencia del paciente se ha convertido en un factor determinante para el éxito de cualquier clínica dental moderna. No solo afecta la percepción de los servicios prestados, sino que también influye directamente en la fidelización de los pacientes. Este capítulo explora en profundidad cómo diseñar una experiencia del paciente de alta calidad, la importancia de crear un ambiente acogedor en la clínica, el desarrollo de programas efectivos de fidelización, la utilización de encuestas de satisfacción para obtener retroalimentación valiosa, y los casos de estudio que ejemplifican el éxito en la fidelización de pacientes.

5.1. Diseño de la Experiencia del Paciente

El diseño de la experiencia del paciente es un proceso integral que abarca todos los puntos de contacto entre la clínica y el paciente, desde la primera interacción hasta la finalización del tratamiento y más allá. Este enfoque holístico asegura que cada aspecto de la visita del paciente esté cuidadosamente planeado para maximizar la satisfacción y fomentar la lealtad a largo plazo.

Componentes Clave del Diseño de la Experiencia del Paciente

Primeras Impresiones y Contacto Inicial

El primer punto de contacto que un paciente tiene con la clínica es crucial para establecer la base de toda la experiencia subsecuente. Este contacto inicial, ya sea a través de una llamada telefónica, una visita al sitio web o un encuentro en persona, debe ser positivo, profesional y acogedor. La formación del personal de recepción es esencial en este aspecto. Los recepcionistas no solo deben ser competentes en las tareas administrativas, sino también en la capacidad de empatizar y crear una conexión humana con los pacientes. Además, la optimización de los canales de comunicación, como un sitio web intuitivo y un sistema de citas en línea, puede mejorar considerablemente esta primera impresión (Berry & Parasuraman, 2004).

En muchos casos, el contacto inicial también incluye la percepción que el paciente tiene de la clínica a través de referencias y recomendaciones. Por lo tanto, es esencial que las clínicas mantengan una reputación sólida y coherente para garantizar que las primeras impresiones sean siempre positivas, independientemente del punto de contacto.

Navegación Fluida y Sin Fricciones

Una vez que el paciente ha entrado en contacto con la clínica, es fundamental que su experiencia sea fluida y sin fricciones. Esto significa que el proceso de admisión debe ser rápido y eficiente, con instrucciones claras para guiar al paciente en cada paso. Aquí, la tecnología juega un papel crucial. Sistemas de gestión de citas en línea, recordatorios automatizados y formularios digitales que los pacientes pueden llenar antes de su llegada son solo algunas de las herramientas que pueden ayudar a crear una experiencia más fluida.

Además, es importante considerar la accesibilidad física y digital de la clínica. La facilidad para encontrar la clínica, la disponibilidad de estacionamiento, y la claridad en la señalización dentro del edificio son aspectos que contribuyen a una experiencia sin fricciones. Digitalmente, un sitio web que sea fácil de navegar, con información claramente organizada y accesible, también es vital para minimizar la frustración del paciente y garantizar una experiencia positiva desde el principio (Verma & Singh, 2017).

Interacción con el Personal Clínico

La interacción con el personal clínico es el núcleo de la experiencia del paciente y uno de los factores más determinantes en su percepción de la clínica. Los dentistas, higienistas y asistentes dentales deben ser competentes no solo en sus habilidades clínicas, sino también en su capacidad para comunicarse de manera efectiva y empatizar con los pacientes. La formación en habilidades de comunicación es vital para garantizar que las interacciones sean siempre positivas, lo que a su vez refuerza la confianza del paciente en la clínica.

La empatía es especialmente importante en la odontología, dado que muchos pacientes pueden experimentar ansiedad o miedo al tratamiento dental. Un personal clínico que pueda reconocer y abordar estas preocupaciones de manera efectiva contribuirá en gran medida a una experiencia más positiva para el paciente. Además, la consistencia en la atención es clave; los pacientes valoran la continuidad del cuidado, por lo que tener un equipo clínico estable y familiar puede mejorar significativamente su experiencia (Coulter & Fitzpatrick, 2019).

Personalización de la Atención

En un entorno donde los pacientes buscan experiencias cada vez más personalizadas, la personalización de la atención se convierte en un factor diferenciador clave. Conocer y recordar las preferencias del paciente, su historial médico y sus preocupaciones personales, y ajustar el tratamiento en consecuencia, puede transformar una visita dental rutinaria en una experiencia verdaderamente personalizada. Esto no solo mejora la satisfacción del paciente, sino que también fomenta la lealtad a largo plazo.

Los sistemas de gestión de relaciones con los clientes (CRM) son herramientas útiles para gestionar esta personalización de manera eficaz. Estos sistemas permiten a las clínicas registrar y acceder fácilmente a la información relevante del paciente, lo que facilita la personalización del tratamiento y mejora la experiencia general del paciente. Además, la personalización no se limita al tratamiento en sí; también puede incluir comunicaciones personalizadas, como recordatorios de citas y seguimientos post-tratamiento, que refuercen la relación con el paciente (Payne & Frow, 2017).

Cuidado Posterior y Seguimiento

El cuidado posterior es un aspecto crucial del diseño de la experiencia del paciente que a menudo se pasa por alto. Sin embargo, es en este punto donde la clínica puede realmente diferenciarse y demostrar su compromiso continuo con el bienestar del paciente. El seguimiento después del tratamiento puede realizarse a través de llamadas telefónicas, correos electrónicos o mensajes de texto, y su objetivo es asegurarse de que el paciente esté recuperándose adecuadamente y responder a cualquier pregunta o inquietud que pueda tener.

Este nivel de atención no solo mejora la percepción que el paciente tiene de la clínica, sino que también puede prevenir complicaciones y garantizar un mejor resultado a largo plazo. Además, el seguimiento regular ayuda a mantener la comunicación abierta con el paciente, lo que refuerza la relación y fomenta la lealtad. Las clínicas que invierten en un cuidado posterior robusto tienden a ver mayores tasas de satisfacción y retención de pacientes (Solomon et al., 2018).

5.2. Creación de un Ambiente Acogedor en la Clínica

El ambiente físico y emocional de la clínica dental tiene un impacto significativo en cómo los pacientes perciben su visita y en su disposición a regresar en el futuro. Un ambiente acogedor no solo reduce la ansiedad dental, sino que también contribuye a una experiencia general positiva que refuerza la fidelización.

Factores Ambientales Clave

Diseño del Espacio Físico

El diseño del espacio físico en una clínica dental debe considerar la comodidad del paciente, la estética visual y la funcionalidad. Las áreas de espera deben estar equipadas con asientos cómodos, una decoración relajante y opciones de entretenimiento, como revistas, televisión o Wi-Fi. La ergonomía y la accesibilidad también son factores cruciales; los pacientes deben poder moverse fácilmente por la clínica, y los espacios deben estar diseñados para acomodar a personas con discapacidades o movilidad reducida.

Además, el diseño del espacio debe reflejar la identidad de la marca de la clínica. Esto incluye la elección de colores, materiales y decoraciones que estén alineados con los valores y la personalidad de la marca. Por ejemplo, una clínica que se especializa en odontopediatría puede optar por un diseño más lúdico y colorido, mientras que una clínica orientada a un público adulto puede preferir un diseño más sofisticado y minimalista (Ulrich, 2006).

Calidad del Aire y Sonido

La calidad del aire es fundamental, especialmente en un entorno donde los pacientes pueden estar preocupados por la higiene y la salud. Un sistema de purificación de aire que elimine olores y partículas puede mejorar la percepción del ambiente, haciendo que los pacientes se sientan más seguros y cómodos. Además, la temperatura y la humedad deben estar controladas para garantizar la comodidad de todos los presentes.

El control del sonido también es crucial. Los ruidos fuertes y desagradables de los equipos dentales pueden aumentar la ansiedad del paciente, por lo que es importante implementar medidas para reducir estos ruidos. Esto puede incluir el uso de música suave y relajante, o la instalación de materiales que absorban el sonido en las paredes y techos. La música, en particular, ha demostrado ser efectiva para reducir el estrés y crear un ambiente más relajado, lo que puede mejorar significativamente la experiencia del paciente (Evans & McCoy, 1998).

Hospitalidad y Trato Personalizado

La hospitalidad va más allá del entorno físico e incluye la actitud y el comportamiento del personal. Un saludo cálido al llegar, la oferta de bebidas o la disposición de mantas en caso de que el paciente tenga frío, son gestos simples pero efectivos que pueden hacer que el paciente se sienta cuidado y valorado. Estos pequeños detalles contribuyen a una experiencia más agradable y pueden marcar la diferencia en la percepción que el paciente tiene de la clínica.

El trato personalizado también es crucial. Reconocer a los pacientes por su nombre, recordar detalles sobre su vida o sus preferencias, y adaptar el tratamiento a sus necesidades específicas son formas de mostrar que la clínica realmente se preocupa por cada individuo. Esta atención al detalle no solo mejora la satisfacción del paciente, sino que también fomenta la lealtad y el boca a boca positivo, que son vitales para el crecimiento y éxito a largo plazo de la clínica (Bitner, 1992).

Psicología del Ambiente

La psicología del ambiente se refiere a cómo los diferentes aspectos del entorno físico influyen en el comportamiento y las emociones del paciente. Estudios han demostrado que un ambiente bien diseñado puede reducir la ansiedad y mejorar la percepción del dolor, lo que resulta en una experiencia dental más positiva. Por ejemplo, el uso de colores suaves y naturales, iluminación adecuada, y elementos decorativos que evocan calma y tranquilidad pueden ayudar a crear un ambiente que haga que los pacientes se sientan más relajados y cómodos.

Además, la disposición del espacio puede influir en la percepción del paciente. Espacios abiertos y bien iluminados tienden a ser más acogedores que los espacios cerrados y oscuros. La forma en que se organiza el mobiliario también es importante; por ejemplo, las sillas de la sala de espera deben estar dispuestas de manera que faciliten la conversación entre los pacientes, pero también que ofrezcan suficiente privacidad si así lo desean (Ulrich, 2006).

Incorporación de Elementos Naturales

La incorporación de elementos naturales, como plantas, acuarios o imágenes de paisajes, ha demostrado tener un efecto calmante en los pacientes. Estos elementos no solo mejoran la estética de la clínica, sino que también contribuyen a la reducción del estrés, creando un ambiente más acogedor. La biofilia, o la afinidad humana por la naturaleza, sugiere que los entornos que imitan o incluyen elementos naturales pueden mejorar el bienestar emocional y físico de las personas.

En una clínica dental, los elementos naturales pueden ayudar a desviar la atención del paciente del procedimiento dental en sí, lo que puede reducir la ansiedad y mejorar su experiencia general. Las plantas vivas, en particular, no solo añaden belleza al espacio, sino que también pueden mejorar la calidad del aire y contribuir a un ambiente más saludable. Los acuarios, por otro lado, pueden tener un efecto hipnótico y calmante, ayudando a los pacientes a relajarse mientras esperan su cita (Chang & Chen, 2005).

5.3. Programas de fidelización de pacientes

Los programas de fidelización son estrategias diseñadas para aumentar la lealtad del paciente y garantizar que regresen a la clínica para futuros tratamientos. Estos programas pueden tomar muchas formas, pero su objetivo principal es ofrecer valor añadido al paciente, incentivando la continuidad de la relación con la clínica.

Tipos de Programas de Fidelización

Programas de Recompensas

Los programas de recompensas son una forma efectiva de incentivar a los pacientes a regresar. Estos programas pueden incluir descuentos en futuros tratamientos, regalos después de un número determinado de visitas o puntos que se pueden acumular y canjear por servicios adicionales. Este tipo de programa no solo incentiva la lealtad, sino que también refuerza la percepción de que la clínica valora a sus pacientes. La idea detrás de estos programas es generar un sentido de reciprocidad; cuando los pacientes reciben algo tangible a cambio de su lealtad, es más probable que continúen eligiendo la misma clínica para sus necesidades futuras (Dowling & Uncles, 1997).

Los programas de recompensas pueden estructurarse de diversas maneras. Por ejemplo, algunas clínicas implementan programas basados en puntos, donde los pacientes acumulan puntos con cada visita o tratamiento que pueden luego canjear por descuentos o servicios gratuitos. Otros programas pueden ofrecer recompensas en forma de promociones, como un "tratamiento de limpieza dental gratis después de cinco visitas". Estas recompensas no solo fomentan la repetición de negocios, sino que también pueden mejorar la satisfacción del paciente al ofrecer algo extra por su fidelidad.

Programas de Referencias

Un programa de referencias incentiva a los pacientes actuales a referir a amigos y familiares a la clínica. Estos programas suelen ofrecer descuentos o servicios gratuitos tanto para el paciente que refiere como para el nuevo paciente. Las referencias personales son extremadamente valiosas, ya que tienden a ser más confiables que otras formas de publicidad. Un paciente satisfecho que refiere a otro es una señal de confianza y satisfacción con los servicios recibidos, lo que fortalece la reputación de la clínica y atrae nuevos pacientes de calidad (Buttle, 1998).

Los programas de referencias pueden ser particularmente efectivos en comunidades pequeñas o en mercados donde el boca a boca es una fuente principal de nuevos pacientes. Al ofrecer incentivos tanto para el referente como para el nuevo paciente, la clínica puede crear una situación de beneficio mutuo que refuerce la lealtad y atraiga nuevos pacientes. Además, este tipo de programa ayuda a expandir la base de pacientes sin la necesidad de grandes inversiones en publicidad.

Programas de Atención Personalizada

Los programas que ofrecen atención personalizada, como recordatorios de citas adaptados, seguimientos post-tratamiento y atención prioritaria en la programación de citas, pueden ser muy efectivos para fidelizar a los pacientes. Estos programas refuerzan la idea de que el paciente es valorado como individuo, no solo como un cliente. La personalización en el servicio hace que los pacientes sientan que sus necesidades y preferencias son entendidas y respetadas, lo que fomenta una relación más cercana y duradera con la clínica (Reichheld & Sasser, 1990).

La personalización puede incluir el envío de recordatorios de citas personalizados que no solo incluyan la fecha y hora, sino también recomendaciones específicas basadas en el historial médico del paciente. Del mismo modo, el seguimiento personalizado después de un procedimiento puede incluir consejos específicos para la recuperación y la oferta de una línea directa para resolver cualquier inquietud. Estos toques personales demuestran que la clínica está dispuesta a ir más allá de las expectativas estándar, lo que aumenta la satisfacción y la fidelidad del paciente.

Implementación y Gestión de Programas de Fidelización

Identificación del Público Objetivo

Es importante identificar a los pacientes que son más propensos a beneficiarse de los programas de fidelización. Esto puede incluir a pacientes frecuentes, pacientes que han demostrado lealtad a la clínica, o aquellos que han expresado satisfacción con los servicios recibidos. Segmentar la base de pacientes permite diseñar programas que se adapten a las necesidades y preferencias específicas de diferentes grupos. La segmentación efectiva ayuda a garantizar que los recursos invertidos en programas de fidelización se utilicen de manera óptima, dirigiéndose a aquellos pacientes que tienen más probabilidades de responder positivamente a las iniciativas de fidelización (Payne & Frow, 2005).

La identificación del público objetivo puede basarse en diversas métricas, como la frecuencia de visitas, el valor del paciente en términos de ingresos generados o la propensión a recomendar la clínica a otros. Al comprender las características demográficas y comportamentales de los pacientes más leales, la clínica puede diseñar programas de fidelización que aborden directamente sus necesidades y preferencias, aumentando así la probabilidad de éxito del programa.

Comunicación de los Beneficios

Para que los programas de fidelización sean efectivos, los pacientes deben estar claramente informados sobre los beneficios y cómo pueden acceder a ellos. La comunicación efectiva puede realizarse a través de correos electrónicos, mensajes de texto, o durante las visitas a la clínica. Es esencial que el personal esté bien informado y pueda explicar los detalles del programa de manera clara y persuasiva. Una comunicación clara y continua es clave para garantizar que los pacientes comprendan el valor añadido que obtienen al participar en los programas de fidelización (Gwinner et al., 1998).

El contenido de la comunicación debe ser atractivo y fácil de entender, destacando cómo los programas de fidelización pueden mejorar la experiencia del paciente. Además, es importante utilizar múltiples canales de comunicación para llegar a los pacientes de la manera más efectiva posible. Por ejemplo, algunos pacientes pueden preferir recibir información por correo electrónico, mientras que otros pueden responder mejor a los mensajes de texto o a las interacciones cara a cara en la clínica. La diversificación de los canales de comunicación asegura que el mensaje llegue a la mayor cantidad de pacientes posible.

Evaluación y Ajuste del Programa

Los programas de fidelización deben ser evaluados regularmente para asegurar que están cumpliendo con sus objetivos. Las métricas clave pueden incluir la tasa de retención de pacientes, la frecuencia de visitas y el feedback directo de los pacientes. Basado en estos datos, el programa puede ser ajustado para mejorar su efectividad y adaptarse a las necesidades cambiantes de la base de pacientes. La evaluación continua permite a la clínica identificar lo que está funcionando bien y lo que necesita ser ajustado para maximizar el retorno de la inversión en programas de fidelización (Zeithaml et al., 2020).

El proceso de evaluación también debe incluir una revisión de los costos y beneficios asociados con el programa de fidelización. Es esencial que la clínica realice un seguimiento de los recursos invertidos en el programa y compare estos costos con los beneficios obtenidos, como el aumento en la retención de pacientes y los ingresos generados. Si se detectan áreas de bajo rendimiento, el programa debe ser ajustado o modificado para mejorar su eficacia.

5.4. Encuestas de Satisfacción y Retroalimentación

Las encuestas de satisfacción son herramientas esenciales para medir la percepción del paciente sobre la calidad del servicio recibido y para identificar áreas de mejora. La retroalimentación obtenida a través de estas encuestas proporciona información valiosa que puede ser utilizada para optimizar la experiencia del paciente y fortalecer la relación con ellos.

Diseño de Encuestas de Satisfacción

Preguntas Clave y Formato

Una encuesta de satisfacción efectiva debe incluir preguntas que cubran todos los aspectos de la experiencia del paciente, desde la facilidad para programar citas hasta la calidad de la atención recibida y la satisfacción con el tratamiento. Las preguntas deben ser claras, concisas y formuladas de manera que sean fáciles de responder. Es recomendable utilizar una combinación de preguntas de escala Likert y preguntas abiertas para capturar tanto datos cuantitativos como cualitativos. Las preguntas cerradas permiten cuantificar la satisfacción del paciente, mientras que las preguntas abiertas proporcionan un espacio para que los pacientes expresen sus opiniones y sugerencias en detalle (Parasuraman et al., 1988).

El diseño de la encuesta también debe considerar la longitud y la estructura para asegurar una alta tasa de respuesta. Las encuestas demasiado largas o complicadas pueden desalentar a los pacientes a completarlas, lo que resulta en una menor cantidad de datos útiles. Por otro lado, una encuesta bien diseñada debe ser lo suficientemente exhaustiva para captar una imagen completa de la experiencia del paciente, sin ser abrumadora.

Canales de Distribución

Las encuestas de satisfacción pueden ser distribuidas a través de varios canales, incluyendo correos electrónicos, mensajes de texto, o directamente en la clínica después de la visita. Es importante elegir un canal que sea conveniente para el paciente y que tenga una alta tasa de respuesta. Por ejemplo, algunas clínicas han encontrado éxito utilizando encuestas en papel que los pacientes pueden completar mientras esperan su cita, mientras que otras prefieren el uso de encuestas digitales enviadas por correo electrónico o mensaje de texto después de la visita (Zeithaml et al., 2020).

El momento de la distribución de la encuesta también es crucial. Enviar la encuesta poco después de la visita asegura que la experiencia esté fresca en la mente del paciente, lo que puede resultar en respuestas más precisas y detalladas. Además, algunas clínicas utilizan sistemas automatizados para enviar encuestas de satisfacción, lo que facilita la recopilación de datos y asegura una cobertura completa.

Incentivos para la Participación

Ofrecer incentivos, como descuentos en futuras visitas o la posibilidad de ganar premios, puede aumentar la tasa de participación en las encuestas de satisfacción. Sin embargo, es crucial que estos incentivos no influyan en las respuestas de los pacientes, por lo que deben ser presentados de manera que no condicionen la retroalimentación. Los incentivos deben ser lo suficientemente atractivos para motivar a los pacientes a participar, pero también deben ser percibidos como una muestra de agradecimiento y no como una compensación por una evaluación positiva (Payne & Frow, 2017).

Es importante comunicar claramente que la participación en la encuesta no influirá en la relación del paciente con la clínica ni en la calidad de la atención recibida. La honestidad y la transparencia en esta comunicación son esenciales para obtener retroalimentación genuina y útil. Además, los incentivos deben ser gestionados de manera justa y accesible para todos los pacientes que completen la encuesta.

Análisis e Interpretación de los Resultados

Identificación de Tendencias y Patrones

El análisis de los resultados de las encuestas de satisfacción debe centrarse en identificar tendencias y patrones que indiquen áreas de fortaleza y áreas que requieren mejora. Esto incluye el análisis de datos tanto cuantitativos, como la puntuación promedio de satisfacción, como cualitativos, como comentarios detallados de los pacientes. Identificar patrones comunes en los comentarios puede ayudar a la clínica a abordar problemas recurrentes y a mejorar la experiencia general del paciente (Grönroos, 1990).

Por ejemplo, si una clínica detecta que muchos pacientes mencionan tiempos de espera largos como un problema, puede ser un indicio de que se necesita revisar y ajustar la programación de citas. Del mismo modo, si los pacientes elogian consistentemente a un miembro del personal por su amabilidad y profesionalismo, esto podría indicar la importancia de fomentar esas cualidades en todo el equipo.

Implementación de Cambios Basados en la Retroalimentación

Los cambios basados en la retroalimentación de los pacientes deben ser implementados de manera oportuna y comunicados claramente a todo el personal. Esto no solo mejora la experiencia del paciente, sino que también demuestra a los pacientes que su opinión es valorada y que la clínica está comprometida con la mejora continua. La implementación efectiva de cambios requiere una planificación cuidadosa, incluyendo la asignación de recursos, la capacitación del personal y la comunicación interna para asegurar que todos los miembros del equipo estén alineados con los nuevos procedimientos o políticas (Gwinner et al., 1998).

La retroalimentación de los pacientes debe ser vista como una oportunidad para mejorar y evolucionar. Al implementar cambios basados en esta retroalimentación, la clínica no solo mejora su servicio, sino que también fortalece la relación con sus pacientes. Además, es importante comunicar a los pacientes los cambios que se han realizado en respuesta a su retroalimentación, lo que refuerza la percepción de que la clínica está comprometida con ofrecer la mejor atención posible.

Seguimiento de la Eficacia de los Cambios

Después de implementar cambios basados en la retroalimentación de las encuestas, es importante realizar un seguimiento para evaluar la eficacia de estos cambios. Esto puede incluir la realización de encuestas adicionales o el análisis de métricas de satisfacción y fidelización a lo largo del tiempo. El seguimiento regular permite a la clínica medir el impacto de los cambios y ajustar las estrategias según sea necesario para asegurar mejoras continuas (Parasuraman et al., 1988).

Además del seguimiento a corto plazo, es importante evaluar el impacto de los cambios a largo plazo. Esto puede incluir la medición de la retención de pacientes, la satisfacción general y el crecimiento de la base de pacientes. Un seguimiento constante y la disposición a hacer ajustes según los resultados aseguran que la clínica continúe mejorando y adaptándose a las necesidades de sus pacientes.

5.5. Casos de estudio de éxito en fidelización

La fidelización de pacientes es un componente crítico en el éxito a largo plazo de una clínica dental. La capacidad de retener a los pacientes no solo depende de la calidad del servicio clínico, sino también de la experiencia general del paciente y de las estrategias de marketing implementadas. Este apartado profundiza en tres casos de estudio de clínicas dentales que han logrado implementar exitosamente programas de fidelización, destacando las estrategias clave que condujeron a su éxito y los resultados obtenidos.

Caso de Estudio 1: Clínica Dental Familiar

Contexto y Desafíos

La Clínica Dental Familiar, ubicada en un suburbio de clase media-alta, se enfrentaba al desafío de competir con varias otras clínicas dentales en la misma área geográfica. A pesar de tener una base de pacientes establecida, la clínica observó que muchos pacientes no regresaban para visitas regulares después de su primera consulta o tratamiento. Además, la clínica quería aumentar la satisfacción del paciente y reducir la dependencia en la publicidad tradicional para atraer nuevos pacientes.

Estrategia de Fidelización Implementada

Para abordar estos desafíos, la Clínica Dental Familiar decidió implementar un programa de fidelización basado en recompensas. Este programa otorgaba puntos a los pacientes por cada visita, que podían ser acumulados y canjeados por descuentos en tratamientos futuros. La acumulación de puntos no solo se aplicaba a los tratamientos, sino también a la puntualidad en las citas y la participación en encuestas de satisfacción.

Además de este programa de recompensas, la clínica personalizó la experiencia del paciente mediante recordatorios de citas personalizados y seguimientos post-tratamiento. Estos recordatorios incluían información específica sobre el paciente, como el tratamiento recomendado, consejos personalizados de higiene oral y una breve nota del dentista. Esta personalización extendida también se aplicaba a los seguimientos post-tratamiento, donde el personal de la clínica contactaba a los pacientes después de procedimientos importantes para verificar su estado y responder cualquier pregunta.

Resultados y Beneficios

La implementación de este programa de fidelización tuvo un impacto significativo en la retención de pacientes y la satisfacción general. En el primer año, la clínica observó un aumento del 25% en la retención de pacientes, un incremento notable comparado con años anteriores. Las encuestas de satisfacción realizadas indicaron que los pacientes valoraban especialmente la personalización de la atención y el seguimiento continuo, lo que reforzó su lealtad a la clínica.

Además, la clínica experimentó una reducción en la necesidad de atraer nuevos pacientes a través de costosas campañas publicitarias, ya que los pacientes existentes comenzaron a recomendar la clínica a amigos y familiares. Esto no solo ayudó a mantener una base de pacientes estable, sino que también mejoró la reputación de la clínica en la comunidad local.

Lecciones Aprendidas

El éxito de la Clínica Dental Familiar demuestra la efectividad de los programas de recompensas y la personalización en la fidelización de pacientes. Al ofrecer beneficios tangibles a los pacientes y al asegurarse de que cada interacción fuera personal y relevante, la clínica pudo no solo retener a más pacientes, sino también mejorar su percepción general en la comunidad. Este caso subraya la importancia de entender las necesidades y expectativas de los pacientes y de diseñar programas de fidelización que respondan directamente a esas expectativas.

Caso de Estudio 2: Clínica Especializada en Ortodoncia

Contexto y Desafíos

La Clínica Especializada en Ortodoncia se encuentra en un mercado urbano competitivo donde los pacientes tienen una amplia variedad de opciones para tratamientos ortodónticos. La clínica tenía una fuerte base de pacientes jóvenes, principalmente adolescentes y adultos jóvenes, pero enfrentaba desafíos en la retención a largo plazo, especialmente después de la finalización del tratamiento ortodóntico. Además, la clínica deseaba mejorar la satisfacción del paciente y consolidar su reputación como un líder en tratamientos ortodónticos personalizados.

Estrategia de Fidelización Implementada

La clínica adoptó una estrategia de fidelización centrada en la educación del paciente y la personalización del tratamiento. Desde la primera consulta, los pacientes y sus familias recibían sesiones educativas sobre la importancia del cuidado continuo de la salud bucal y las etapas del tratamiento ortodóntico. Estas sesiones incluían material educativo en forma de videos, folletos interactivos y charlas con el ortodoncista, lo que ayudaba a los pacientes a entender mejor el proceso y a sentirse más involucrados en su tratamiento.

Además, la clínica implementó un enfoque altamente personalizado en cada etapa del tratamiento. Esto incluía la adaptación del plan de tratamiento según las necesidades específicas del paciente, así como la programación de citas que se ajustara a la disponibilidad de los pacientes. La personalización también se extendía a los seguimientos post-tratamiento, donde se ofrecían revisiones gratuitas y ajustes menores como parte del paquete de tratamiento.

Para monitorear y mejorar continuamente la experiencia del paciente, la clínica implementó encuestas de satisfacción regulares, que se realizaban en diferentes etapas del tratamiento. Las respuestas a estas encuestas permitieron a la clínica ajustar su enfoque según las necesidades y expectativas de los pacientes.

Resultados y Beneficios

Esta estrategia resultó en una tasa de retención de pacientes superior al 90%, un indicador sobresaliente en un mercado tan competitivo. Los pacientes y sus familias expresaron una alta satisfacción con la calidad de la atención recibida, la personalización del tratamiento y el enfoque educativo, lo que resultó en una fuerte lealtad a la clínica.

La clínica también observó un aumento en las recomendaciones boca a boca, especialmente entre las familias, lo que contribuyó a un crecimiento sostenido en la base de pacientes. La reputación de la clínica como un proveedor de atención ortodóntica personalizada y de alta calidad se consolidó, lo que la posicionó como un líder en su mercado.

Lecciones Aprendidas

El caso de la Clínica Especializada en Ortodoncia destaca la importancia de la educación del paciente y la personalización en la fidelización a largo plazo. Al empoderar a los pacientes con conocimiento y adaptar el tratamiento a sus necesidades individuales, la clínica no solo mejoró la satisfacción del paciente, sino que también creó un sentido de lealtad y compromiso que perduró más allá del tratamiento inicial. Este enfoque integral refuerza la idea de que la fidelización no se trata solo de ofrecer descuentos o incentivos, sino de construir relaciones sólidas y significativas con los pacientes.

Caso de Estudio 3: Clínica Dental Urbana

Contexto y Desafíos

La Clínica Dental Urbana, ubicada en el corazón de una ciudad densamente poblada, enfrentaba la intensa competencia de otras clínicas dentales en la misma área. La clínica se dirigía a una clientela diversa, incluyendo jóvenes profesionales, familias y personas mayores. La clínica tenía como objetivo diferenciarse en un mercado saturado y mejorar la retención de pacientes, que había sido un desafío debido a la alta movilidad de la población urbana.

Estrategia de Fidelización Implementada

Para destacarse en un entorno tan competitivo, la Clínica Dental Urbana implementó una estrategia de fidelización que se centraba en la creación de un ambiente acogedor y en la comunicación efectiva con sus pacientes. Reconociendo que el ambiente físico juega un papel crucial en la experiencia del paciente, la clínica realizó una renovación completa de su espacio, diseñando áreas de espera modernas y cómodas con elementos naturales, como plantas y acuarios, que contribuían a una atmósfera relajante.

Además, la clínica implementó un sistema de gestión de citas eficiente, que incluía la posibilidad de reservar citas en línea y recibir recordatorios automáticos a través de mensajes de texto y correos electrónicos. Esto no solo facilitó la programación de citas para los pacientes, sino que también redujo significativamente los tiempos de espera, lo que mejoró la experiencia general.

Para complementar estas mejoras, la clínica también lanzó un programa de referencias que incentivaba a los pacientes a recomendar la clínica a amigos y familiares. Los pacientes que referían a otros recibían descuentos en sus próximos tratamientos, lo que incentivó la lealtad y ayudó a atraer nuevos pacientes.

Resultados y Beneficios

La estrategia implementada por la Clínica Dental Urbana tuvo un éxito notable. La clínica experimentó un crecimiento sostenido en su base de pacientes, con un aumento significativo en las referencias y la retención de pacientes. La renovación del espacio y la mejora en la gestión de citas resultaron en una experiencia del paciente significativamente mejorada, lo que se reflejó en las encuestas de satisfacción.

Además, la clínica logró mejorar su reputación en la comunidad local, lo que la posicionó como una opción preferida entre los residentes de la ciudad. La combinación de un ambiente acogedor, tecnología moderna y un enfoque en la satisfacción del paciente permitió a la Clínica Dental Urbana diferenciarse efectivamente de sus competidores.

Lecciones Aprendidas

El éxito de la Clínica Dental Urbana subraya la importancia de crear un entorno físico atractivo y de implementar tecnologías que mejoren la experiencia del paciente. En un mercado altamente competitivo, estas estrategias pueden ser decisivas para atraer y retener a los pacientes. Además, el uso de programas de referencias demuestra cómo la satisfacción del paciente puede convertirse en una herramienta poderosa para el crecimiento orgánico de la base de pacientes.

Conclusión

La experiencia del paciente y la fidelización son componentes cruciales para el éxito sostenible de cualquier clínica dental. A través del diseño cuidadoso de la experiencia del paciente, la creación de un ambiente acogedor, la implementación de programas de fidelización efectivos, y el uso de encuestas de satisfacción para obtener retroalimentación valiosa, las clínicas pueden no solo retener a sus pacientes actuales, sino también atraer a nuevos pacientes. Los casos de estudio de éxito en fidelización demuestran que, cuando se ejecutan de manera efectiva, estas estrategias pueden resultar en un crecimiento significativo de la práctica y en la consolidación de una base de pacientes leales.

Parte III: Estrategias Avanzadas de Branding

Capítulo 6: Personalización y Segmentación de Mercados

En el competitivo ámbito de la odontología moderna, la personalización y la segmentación de mercados se han consolidado como pilares esenciales para desarrollar estrategias de branding efectivas. Estas técnicas permiten a las clínicas dentales no solo atender mejor las necesidades de los pacientes, sino también crear relaciones más profundas y significativas con ellos, lo que a su vez impulsa la fidelización y el éxito a largo plazo.

6.1. Análisis de Segmentación de Pacientes

La segmentación de mercados es una técnica de marketing que consiste en dividir un mercado amplio en grupos más pequeños y homogéneos, denominados segmentos, que comparten características similares. En el contexto de la odontología, la segmentación de pacientes permite a las clínicas identificar y atender mejor las necesidades específicas de diferentes grupos de pacientes, facilitando así la personalización de los servicios y la mejora de la experiencia del paciente (Kotler & Keller, 2016).

Fundamentos de la Segmentación de Pacientes

El análisis de segmentación de pacientes se fundamenta en la identificación de variables o criterios que permiten agrupar a los pacientes de manera efectiva. Las variables de segmentación más comunes incluyen:

1. **Segmentación Demográfica**:
    - **Edad**: Las necesidades dentales varían considerablemente según la edad del paciente. Por ejemplo, los niños pueden requerir atención pediátrica especializada, mientras que los adultos mayores pueden necesitar prótesis dentales o tratamiento periodontal. Segmentar a los pacientes por edad permite a las clínicas adaptar sus servicios y estrategias de comunicación a las etapas de la vida del paciente.
    - **Género**: Aunque las necesidades dentales básicas son similares entre hombres y mujeres, ciertas diferencias en la salud bucal pueden hacer que la segmentación por género sea relevante. Por ejemplo, las mujeres embarazadas pueden requerir cuidados específicos debido a los cambios hormonales que afectan la salud bucal.
    - **Ingreso y Nivel Educativo**: El poder adquisitivo y el nivel educativo también influyen en la demanda de ciertos tratamientos dentales, como procedimientos cosméticos de alto costo. Los pacientes con mayores ingresos y niveles

educativos pueden estar más inclinados a invertir en estética dental o en tecnologías avanzadas.

2. **Segmentación Geográfica**:

    o **Ubicación**: La proximidad de la clínica al lugar de residencia o trabajo del paciente es un factor clave en la selección de servicios odontológicos. La segmentación geográfica permite a las clínicas personalizar sus campañas de marketing según las necesidades y preferencias de pacientes en diferentes ubicaciones.

    o **Entorno Urbano vs. Rural**: Las clínicas en áreas urbanas pueden enfrentar una competencia más intensa y, por lo tanto, pueden necesitar estrategias de diferenciación más agresivas. En contraste, las clínicas en áreas rurales pueden enfocarse en la conveniencia y accesibilidad como sus principales fortalezas.

3. **Segmentación Psicográfica**:

    o **Estilo de Vida**: Los estilos de vida influyen en las decisiones de cuidado dental. Los pacientes que valoran un estilo de vida saludable pueden estar más interesados en la odontología preventiva y en tratamientos que mejoren su bienestar general.

- **Valores y Creencias**: La percepción del paciente sobre la salud y la estética también juega un papel crucial. Aquellos que priorizan la apariencia pueden estar más interesados en tratamientos cosméticos, mientras que otros pueden enfocarse en la funcionalidad y la prevención.

4. **Segmentación Conductual**:
    - **Frecuencia de Visitas**: Los pacientes que acuden regularmente para chequeos y limpiezas pueden formar un segmento diferenciado de aquellos que solo buscan atención dental en casos de emergencia.

    - **Lealtad a la Clínica**: Este criterio identifica a los pacientes que han demostrado lealtad a la clínica a lo largo del tiempo, lo que es esencial para desarrollar estrategias de retención y programas de fidelización.

    - **Respuesta a Promociones**: La sensibilidad del paciente a las promociones puede ser un factor importante. Algunos pacientes pueden ser motivados por descuentos o paquetes promocionales, mientras que otros pueden valorar más la calidad y la reputación de la clínica.

Ventajas de la Segmentación de Pacientes

La segmentación de pacientes ofrece múltiples beneficios a las clínicas dentales, permitiéndoles optimizar sus esfuerzos de marketing y personalizar sus servicios de manera más efectiva. Algunos de los beneficios más significativos incluyen:

1. **Mayor Relevancia y Eficiencia:**
    - Al adaptar las ofertas y estrategias de comunicación a las necesidades específicas de cada segmento, las clínicas pueden ofrecer servicios más relevantes y personalizados, lo que aumenta la probabilidad de éxito de las campañas de marketing. Esto no solo mejora la tasa de respuesta, sino que también incrementa la satisfacción del paciente al recibir una atención que considera sus necesidades individuales (Dibb & Simkin, 2016).
    - La segmentación también permite a las clínicas optimizar la asignación de recursos, enfocando sus esfuerzos en aquellos segmentos que ofrecen el mayor retorno de inversión. Esto es crucial en un entorno competitivo donde los recursos son limitados y deben ser utilizados de manera eficiente.

2. **Mejora en la Retención de Pacientes:**

    o   La segmentación permite a las clínicas identificar y atender mejor las necesidades de los pacientes existentes, lo que a su vez fomenta la lealtad y la retención a largo plazo. Los pacientes que sienten que sus necesidades son comprendidas y atendidas de manera específica son más propensos a continuar utilizando los servicios de la clínica y a recomendarla a otros (Zeithaml et al., 2020).

    o   Además, al segmentar a los pacientes por su comportamiento, las clínicas pueden desarrollar programas de fidelización personalizados que incentiven a los pacientes a regresar, aumentando así la estabilidad y previsibilidad de la base de pacientes.

3. **Optimización de Recursos y Maximización del ROI:**

    o   Al dirigir las campañas de marketing y los recursos de la clínica hacia los segmentos más rentables, se optimiza el uso de recursos y se maximiza el retorno de la inversión (ROI) en marketing (Baker & Hart, 2016). Las clínicas pueden utilizar la segmentación para identificar los segmentos que tienen el mayor potencial de crecimiento y rentabilidad, y luego enfocar sus esfuerzos en esos grupos para maximizar el impacto de sus campañas.

- Esto también permite a las clínicas evitar el gasto innecesario en segmentos que pueden no ser tan receptivos o rentables, lo que mejora la eficiencia general de las operaciones de marketing.

6.2. Técnicas de Personalización del Servicio

La personalización del servicio es una estrategia fundamental en el branding odontológico que busca adaptar la experiencia del paciente a sus necesidades, preferencias y expectativas individuales. En un entorno donde la competencia es intensa y la demanda por un servicio centrado en el paciente es alta, la personalización no solo mejora la satisfacción del paciente, sino que también fortalece la relación entre el paciente y la clínica, lo que es crucial para la fidelización a largo plazo (Peppers & Rogers, 2016).

Elementos Clave de la Personalización del Servicio

1. **Interacción Personalizada:**
   - **Uso del Nombre y Conocimiento del Historial Clínico**: Una de las formas más sencillas y efectivas de personalización es utilizar el nombre del paciente durante las interacciones y mostrar un conocimiento profundo de su historial clínico. Esto no solo demuestra profesionalismo, sino que también hace que el paciente se sienta valorado y reconocido como individuo (Pine & Gilmore, 2013). Por ejemplo, recordar detalles personales como una preferencia por ciertos métodos de tratamiento o una sensibilidad específica puede hacer que el paciente sienta que su atención está verdaderamente personalizada.

- **Adaptación de Recomendaciones**: Las recomendaciones de tratamiento deben ser personalizadas según las necesidades específicas del paciente. Por ejemplo, un paciente que tiene un historial de ansiedad dental puede beneficiarse de opciones de tratamiento menos invasivas o de una consulta más detallada antes del procedimiento para reducir el estrés.

2. **Servicios y Tratamientos Personalizados**:

    - **Adaptación del Tratamiento**: La personalización del servicio implica adaptar los tratamientos odontológicos a las necesidades particulares de cada paciente, considerando factores como la historia dental, la situación financiera y las preferencias estéticas (Gilmore & Pine, 2017). Por ejemplo, ofrecer opciones de tratamiento con diferentes niveles de intervención o diferentes opciones de financiamiento puede hacer que los servicios sean más accesibles y atractivos para un grupo más amplio de pacientes.

    - **Opciones de Tratamiento Personalizadas**: Los pacientes pueden tener diferentes expectativas y objetivos de tratamiento. Algunos pueden priorizar la estética, mientras que otros pueden estar más interesados en la funcionalidad o la prevención. La capacidad de ofrecer opciones de tratamiento personalizadas que se alineen con estos objetivos es crucial para mejorar la satisfacción del paciente.

3. **Uso de Tecnología en la Personalización:**

    - **Aplicaciones Móviles y Recordatorios Automáticos:** La tecnología juega un papel crucial en la personalización del servicio. El uso de aplicaciones móviles, recordatorios automáticos de citas y el seguimiento post-tratamiento mediante herramientas digitales permite a las clínicas ofrecer una experiencia más integrada y personalizada (Parasuraman et al., 2017). Estas tecnologías no solo facilitan la gestión de citas y el cumplimiento del tratamiento, sino que también permiten una comunicación más efectiva y continua entre la clínica y el paciente.

    - **Seguimiento Post-Tratamiento:** La personalización también se extiende al seguimiento después del tratamiento. Las clínicas pueden utilizar tecnología para enviar recordatorios personalizados sobre el cuidado posterior, así como para realizar encuestas de satisfacción que ayuden a identificar áreas de mejora en la experiencia del paciente.

Beneficios de la Personalización

1. **Mejora de la Satisfacción del Paciente**:
   - **Ajuste a Necesidades Individuales**: La personalización del servicio aumenta la satisfacción del paciente al ofrecer soluciones que se ajustan a sus necesidades individuales, lo que resulta en una experiencia más positiva (Berry et al., 2015). Por ejemplo, un paciente que recibe una atención que considera sus preocupaciones y preferencias específicas es más probable que tenga una experiencia satisfactoria y que perciba la clínica de manera favorable.
   - **Aumento de la Confianza y la Lealtad**: Los pacientes que sienten que sus necesidades y preferencias son comprendidas y respetadas tienden a confiar más en su dentista y en la clínica, lo que fortalece la lealtad y la retención a largo plazo.

2. **Fidelización y Retención de Pacientes**:
   - **Incremento de la Lealtad**: Los pacientes que reciben un servicio personalizado son más propensos a regresar y a recomendar la clínica a otros, lo que incrementa la lealtad y

la retención de pacientes (Reichheld, 2019). En un entorno donde la competencia es alta, la capacidad de retener a los pacientes a través de una atención personalizada puede ser un factor clave para el éxito a largo plazo.

- **Reducción del Abandono**: Al abordar de manera proactiva las necesidades y preocupaciones específicas de los pacientes, la personalización puede ayudar a reducir el abandono y aumentar la satisfacción general, lo que a su vez mejora la retención de pacientes.

3. **Diferenciación Competitiva**:

    - **Ofrecimiento de una Experiencia Única**: En un mercado saturado, la personalización del servicio puede ser un factor diferenciador clave que distingue a una clínica dental de sus competidores (Porter, 1985). Las clínicas que ofrecen un nivel superior de personalización pueden posicionarse como líderes en la atención al paciente, atrayendo a un segmento de pacientes que valoran una atención más personalizada y centrada en sus necesidades.

    - **Construcción de una Reputación de Excelencia**: Una clínica que se distingue por su enfoque personalizado en la atención al paciente puede construir una reputación de excelencia que atraiga a nuevos pacientes y retenga a los existentes.

En resumen, tanto la segmentación de pacientes como la personalización del servicio son estrategias interrelacionadas y esenciales en el contexto del branding odontológico. La segmentación permite identificar y atender mejor las necesidades específicas de diferentes grupos de pacientes, lo que facilita la personalización de los servicios. Por su parte, la personalización del servicio mejora la satisfacción del paciente, fortalece la lealtad y diferencia a la clínica en un mercado competitivo. Estas estrategias, cuando se implementan de manera efectiva, no solo impulsan el éxito a corto plazo, sino que también establecen una base sólida para la sostenibilidad y el crecimiento a largo plazo en la industria dental.

6.3. Uso de CRM en la Gestión de Pacientes

Los sistemas de gestión de relaciones con clientes (CRM, por sus siglas en inglés) son herramientas tecnológicas diseñadas para gestionar las interacciones y relaciones de una clínica con sus pacientes actuales y potenciales. En la odontología, un CRM bien implementado se convierte en un componente esencial para la personalización del servicio y la segmentación de mercados, al permitir a las clínicas gestionar de manera eficaz las interacciones con los pacientes, mejorar la experiencia del paciente y optimizar las campañas de marketing (Buttle & Maklan, 2019).

Funcionalidades del CRM en Odontología

Un CRM ofrece diversas funcionalidades que son vitales para la gestión de pacientes en una clínica dental. Estas incluyen:

1. **Gestión de Datos de Pacientes:**
    - **Centralización de Información**: Un CRM permite almacenar y gestionar de manera centralizada todos los datos relevantes de los pacientes, incluyendo su historial clínico, preferencias de tratamiento, patrones de comportamiento, y datos de contacto. Esta centralización facilita la personalización del servicio, ya que el personal de la clínica puede acceder rápidamente a la información necesaria para ofrecer un tratamiento que se ajuste a las necesidades específicas del paciente (Payne & Frow,

2013). Por ejemplo, un dentista puede consultar el historial de un paciente antes de su cita para recordar detalles importantes, como preferencias previas de anestesia o reacciones adversas a ciertos medicamentos, lo que mejora la calidad de la atención.

- **Seguimiento del Ciclo de Vida del Paciente**: El CRM también permite realizar un seguimiento del ciclo de vida del paciente, desde su primera interacción con la clínica hasta el seguimiento post-tratamiento. Esto ayuda a la clínica a entender mejor las necesidades cambiantes del paciente a lo largo del tiempo y a adaptar las estrategias de marketing y de atención en consecuencia.

2. **Segmentación y Targeting**:

    - **Identificación de Segmentos Clave**: El CRM facilita la segmentación de pacientes en función de diferentes criterios, como la edad, la frecuencia de visitas, las preferencias de tratamiento y el valor de vida del paciente (CLV). Esto permite a las clínicas dirigir sus campañas de marketing a segmentos específicos de manera más efectiva (Kumar & Reinartz, 2018). Por ejemplo, los pacientes que frecuentan la clínica para tratamientos cosméticos pueden ser agrupados en un segmento específico, permitiendo a la clínica diseñar campañas de marketing que promuevan productos y servicios adicionales que sean relevantes para ese grupo.

- **Personalización del Marketing**: La segmentación también permite personalizar las estrategias de marketing para cada grupo de pacientes. Por ejemplo, una clínica puede enviar recordatorios de chequeo dental a pacientes que no han visitado la clínica en más de seis meses, o promover tratamientos específicos como blanqueamiento dental a aquellos que han expresado interés en la estética dental.

3. **Automatización del Marketing**:

   - **Automatización de Tareas Repetitivas**: Los sistemas CRM permiten automatizar diversas tareas de marketing, como el envío de correos electrónicos, recordatorios de citas, y campañas promocionales. Esta automatización no solo aumenta la eficiencia operativa, sino que también asegura que los pacientes reciban comunicaciones oportunas y relevantes sin necesidad de intervención manual constante (Nguyen & Mutum, 2012). Por ejemplo, el CRM puede enviar automáticamente un recordatorio de cita al paciente una semana antes de su visita programada, lo que reduce la tasa de no presentación y mejora la eficiencia de la clínica.

- **Programación de Campañas**: El CRM permite a las clínicas planificar y ejecutar campañas de marketing basadas en eventos específicos, como cumpleaños, aniversarios de la primera visita o cambios en la estación del año, ofreciendo promociones especiales que mantengan a los pacientes comprometidos con la clínica.

4. **Análisis y Reportes**:

    - **Medición del Rendimiento**: Un CRM ofrece herramientas de análisis que permiten a las clínicas medir el rendimiento de sus campañas de marketing, la satisfacción del paciente y otros indicadores clave de rendimiento (KPI). Esto facilita la toma de decisiones basada en datos precisos y actualizados, lo que es esencial para ajustar las estrategias de marketing y mejorar la efectividad general de la clínica (Buttle & Maklan, 2019). Por ejemplo, una clínica puede usar el CRM para analizar qué campañas de marketing generaron el mayor número de citas o cuáles tuvieron la mejor tasa de conversión, permitiendo ajustar las estrategias futuras en función de estos hallazgos.

- **Informes Personalizados**: Los CRM permiten generar informes personalizados que ofrecen una visión detallada del comportamiento del paciente, la eficacia de las campañas y el rendimiento general de la clínica. Estos informes son esenciales para identificar áreas de mejora y optimizar las estrategias de marketing y gestión de pacientes.

Beneficios del Uso de CRM

El uso de un sistema CRM en la gestión de pacientes ofrece una serie de beneficios significativos para las clínicas dentales, incluyendo:

1. **Mejora de la Experiencia del Paciente**:
    - **Personalización de la Atención**: Al proporcionar una visión integral del paciente, un CRM permite personalizar las interacciones y ofrecer un servicio más coherente y alineado con las expectativas del paciente (Rigby & Ledingham, 2004). Por ejemplo, si un paciente tiene una preferencia por cierto tipo de anestesia, el CRM puede alertar al equipo clínico de esta

preferencia antes de cada cita, mejorando la experiencia general del paciente.

- **Aumento de la Satisfacción**: Al recibir un servicio que considera sus preferencias y necesidades personales, los pacientes tienden a estar más satisfechos y a desarrollar una mayor lealtad hacia la clínica. La capacidad de ofrecer una atención personalizada y proactiva es clave para mantener altos niveles de satisfacción del paciente.

2. **Incremento de la Eficiencia Operativa**:

    - **Reducción de la Carga Administrativa**: La automatización de tareas y la centralización de datos en un CRM reducen la carga administrativa y permiten a las clínicas enfocarse en brindar un mejor servicio al paciente (Foss et al., 2008). Por ejemplo, el personal administrativo no tiene que dedicar tanto tiempo a tareas repetitivas como la programación de citas, ya que el CRM puede gestionar estas tareas automáticamente.

    - **Mejor Coordinación Interna**: Un CRM facilita la comunicación y coordinación entre diferentes departamentos de la clínica, asegurando que todos estén alineados y tengan acceso a la misma información. Esto reduce errores, mejora la eficiencia y garantiza que todos los miembros del equipo estén bien informados sobre las necesidades y el historial del paciente.

3. **Mejora en la Toma de Decisiones**:

    - **Toma de Decisiones Basada en Datos**: Al proporcionar datos precisos y actualizados, un CRM facilita la toma de decisiones estratégicas basadas en el comportamiento real de los pacientes y el rendimiento de las campañas de marketing (Kumar & Reinartz, 2018). Por ejemplo, una clínica puede utilizar los datos de CRM para decidir en qué áreas invertir más recursos, como la mejora de la infraestructura, la capacitación del personal o el lanzamiento de nuevas campañas de marketing.

    - **Identificación de Oportunidades de Crecimiento**: El CRM también permite identificar oportunidades de crecimiento, como la expansión de servicios en función de las tendencias de demanda o la apertura de nuevas ubicaciones basadas en la distribución geográfica de los pacientes actuales.

6.4. Estrategias de Marketing Directo

El marketing directo es una estrategia de comunicación que implica interactuar directamente con los pacientes actuales y potenciales con el objetivo de generar una respuesta inmediata, como la programación de una cita o la adquisición de un tratamiento específico. En odontología, el marketing directo es una herramienta poderosa que puede aumentar la retención de pacientes y atraer nuevos clientes, al mismo tiempo que permite a las clínicas personalizar sus mensajes y ofertas de manera más efectiva (Stone & Woodcock, 2014).

Tipos de Marketing Directo en Odontología

Existen varios tipos de marketing directo que son particularmente efectivos en el contexto de la odontología, cada uno con sus propias ventajas y consideraciones:

1. **Correo Directo**:
    - **Eficacia del Correo Físico**: A pesar del auge del marketing digital, el correo directo sigue siendo una estrategia efectiva para comunicarse con los pacientes, especialmente cuando se trata de segmentos de la población que no están tan activos en línea. El envío de cartas o tarjetas postales personalizadas, que pueden incluir recordatorios de citas, promociones especiales y noticias sobre la clínica, es una forma tangible de mantener a los pacientes

informados y comprometidos (Wilson, 2015).

- **Segmentación de Correo Directo**: La eficacia del correo directo aumenta cuando se segmenta adecuadamente. Por ejemplo, las promociones específicas, como descuentos en limpiezas dentales, pueden enviarse a pacientes que no han visitado la clínica en el último año, incentivándolos a regresar.

2. **Marketing por Correo Electrónico**:

    - **Personalización y Relevancia**: El marketing por correo electrónico permite a las clínicas enviar comunicaciones personalizadas y relevantes a sus pacientes. Los correos electrónicos pueden incluir recordatorios de citas, información sobre nuevos tratamientos o promociones especiales, y pueden ser diseñados para reflejar las necesidades y preferencias individuales del paciente (Chaffey & Ellis-Chadwick, 2019).

    - **Automatización de Correos Electrónicos**: El CRM puede automatizar el envío de correos electrónicos en función de eventos específicos, como el seguimiento post-tratamiento o el aniversario de la primera visita del paciente. Esta automatización asegura que las comunicaciones sean oportunas y pertinentes, aumentando la probabilidad de una respuesta positiva del paciente.

3. **Telemarketing**:

    o **Llamadas Personalizadas**: Las llamadas telefónicas personalizadas son una forma directa y efectiva de recordarle a los pacientes sus citas o de ofrecerles promociones especiales. Aunque esta táctica puede ser invasiva si no se maneja correctamente, cuando se realiza de manera ética y respetuosa, puede ser una herramienta valiosa para mantener una relación cercana con los pacientes (Kumar, 2020).

    o **Segmentación y Timing**: Es crucial segmentar correctamente a los pacientes antes de realizar llamadas y elegir el momento adecuado para contactarlos. Por ejemplo, las llamadas pueden programarse para el final de la tarde o la noche, cuando es más probable que los pacientes estén disponibles.

4. **Mensajería de Texto (SMS)**:

    o **Alta Tasa de Apertura**: El envío de mensajes de texto es una de las formas más efectivas de marketing directo, especialmente para recordatorios de citas o promociones urgentes. Los SMS tienen una alta tasa de apertura y respuesta, lo que los convierte en una herramienta valiosa para mantener una comunicación efectiva con los pacientes (Bauer et al., 2015).

- **Personalización de SMS**: Los mensajes de texto pueden personalizarse para incluir el nombre del paciente y detalles específicos sobre su próxima cita o promoción. Esta personalización aumenta la relevancia del mensaje y la probabilidad de que el paciente tome la acción deseada.

Estrategias Efectivas de Marketing Directo

Para maximizar la eficacia del marketing directo en odontología, es importante implementar las siguientes estrategias:

1. **Segmentación del Público Objetivo**:
   - **Identificación de Segmentos Clave**: Al igual que en otras estrategias de marketing, la segmentación es crucial en el marketing directo. Identificar y dirigirse a los segmentos más relevantes de pacientes, como aquellos que no han visitado la clínica en un tiempo o aquellos interesados en tratamientos cosméticos, maximiza la efectividad de las campañas y asegura que

los mensajes lleguen a las personas adecuadas (Smith & Zook, 2011).

- **Personalización del Enfoque**: Una vez segmentados los pacientes, es esencial personalizar los mensajes y las ofertas para que sean relevantes para cada grupo. Esto no solo aumenta la probabilidad de respuesta, sino que también refuerza la percepción de que la clínica se preocupa por las necesidades individuales de cada paciente.

2. **Personalización de los Mensajes:**

    - **Uso de Datos del CRM**: Utilizar los datos almacenados en el CRM para personalizar los mensajes es fundamental para el éxito del marketing directo. Por ejemplo, un correo electrónico que felicita a un paciente por su cumpleaños y ofrece un descuento en su próxima visita es mucho más probable que genere una respuesta positiva que un mensaje genérico (Peppers & Rogers, 2016).

    - **Segmentación Dinámica**: La personalización también puede adaptarse en tiempo real en función de la interacción del paciente con la clínica. Si un paciente muestra interés en un tratamiento específico, el CRM puede desencadenar una serie de correos electrónicos o mensajes de texto que proporcionen más información y ofrezcan promociones relacionadas con ese tratamiento.

3. **Medición y Optimización**:

    o **Indicadores Clave de Rendimiento (KPI)**: Es fundamental medir el rendimiento de las campañas de marketing directo utilizando indicadores clave como la tasa de respuesta, la tasa de conversión y el retorno de inversión (ROI). Estos datos permiten a la clínica evaluar la efectividad de sus estrategias y realizar ajustes según sea necesario (Stone & Woodcock, 2014).

    o **Pruebas A/B**: Realizar pruebas A/B en diferentes aspectos de las campañas, como el asunto de los correos electrónicos, el contenido de los mensajes y el timing de las llamadas, puede ayudar a identificar las mejores prácticas y optimizar las futuras campañas.

El uso eficaz de CRM y las estrategias de marketing directo son componentes esenciales de un enfoque de branding avanzado en la odontología. Estas herramientas no solo permiten personalizar la experiencia del paciente, sino que también mejoran la eficiencia operativa, fortalecen la lealtad de los pacientes y optimizan el retorno de inversión en marketing. Al implementar estas estrategias de manera coherente y con un enfoque basado en datos, las clínicas dentales pueden diferenciarse en un mercado competitivo y construir relaciones duraderas y fructíferas con sus pacientes.

6.5. Caso Práctico de Segmentación y Personalización

La segmentación de mercados y la personalización de servicios son estrategias avanzadas de branding que permiten a las clínicas dentales diferenciarse en un entorno competitivo. A través de estas técnicas, las clínicas pueden dirigirse de manera efectiva a segmentos específicos de pacientes, adaptando sus servicios y comunicaciones a las necesidades y preferencias individuales. Este caso práctico ilustra cómo una clínica dental ficticia, "OdontoPlus," implementó con éxito estas estrategias para revitalizar su branding, aumentar su base de pacientes y mejorar la fidelización.

Contexto del Caso

OdontoPlus es una clínica dental que ha estado operando durante cinco años en una ciudad de tamaño mediano con una población diversa. A lo largo de este tiempo, la clínica ha logrado construir una base de pacientes estable, pero el crecimiento ha sido lento y la retención de pacientes podría mejorar. Consciente de que la competencia en la zona está aumentando y de que los pacientes están cada vez más informados y exigentes, los directores de OdontoPlus deciden implementar un plan de segmentación y personalización para revitalizar su branding y aumentar tanto la captación como la fidelización de pacientes.

La clínica realiza un análisis exhaustivo de su base de datos de pacientes, utilizando un sistema de gestión de relaciones con clientes (CRM) para identificar patrones en el comportamiento y las preferencias de los pacientes. Este análisis revela varias oportunidades para segmentar a los pacientes en grupos más homogéneos y desarrollar estrategias de marketing y atención más enfocadas.

Implementación de la Segmentación

El primer paso en la estrategia de OdontoPlus es segmentar su base de pacientes en varios grupos clave, basándose en criterios demográficos, conductuales y psicográficos. Estas segmentaciones permiten a la clínica entender mejor las necesidades y expectativas de cada grupo, y adaptar sus servicios en consecuencia.

1. **Pacientes Familiares**:
   - **Descripción del Segmento**: Este grupo está compuesto por familias con niños pequeños que requieren atención dental regular, incluidos chequeos preventivos, limpiezas, y ortodoncia temprana. Los padres en este segmento valoran la conveniencia y buscan un entorno que sea cómodo y amigable para los niños.
   - **Tamaño del Segmento**: Representa aproximadamente el 30% de la base de pacientes de la clínica.
   - **Necesidades Específicas**: Servicios preventivos y educativos para los niños, tratamiento de ortodoncia, flexibilidad en la programación de citas para acomodar a toda

la familia, y un entorno clínico que minimice el miedo dental en los niños.

2. **Pacientes Adultos Jóvenes**:

    o ***Descripción del Segmento***: Adultos de entre 20 y 35 años, que son activos profesionalmente y están interesados en mejorar su estética dental a través de tratamientos como el blanqueamiento dental, carillas y ortodoncia estética. Este grupo está muy influenciado por las tendencias en redes sociales y valora la rapidez y la eficiencia en el servicio.

    o ***Tamaño del Segmento***: Constituye alrededor del 25% de los pacientes de la clínica.

    o **Necesidades Específicas**: Tratamientos cosméticos rápidos y efectivos, opciones de financiamiento para tratamientos costosos, acceso fácil a la clínica, y la posibilidad de ver resultados rápidos y tangibles.

3. **Pacientes Mayores**:

    o **Descripción del Segmento**: Personas mayores de 55 años que buscan tratamientos restaurativos como implantes dentales, prótesis, y tratamientos para la enfermedad periodontal. Este grupo valora la calidad de vida que se asocia con una buena salud dental y busca atención que les permita mantener o recuperar la funcionalidad y estética de su dentadura.

- **Tamaño del Segmento**: Representa aproximadamente el 20% de la base de pacientes de la clínica.

- **Necesidades Específicas**: Tratamientos restaurativos de alta calidad, seguimiento continuo para el mantenimiento de la salud oral, acceso a nuevas tecnologías dentales, y atención especializada para condiciones comunes en la tercera edad.

4. **Pacientes con Necesidades Especiales**:

    - **Descripción del Segmento**: Personas con condiciones médicas específicas, como diabetes, discapacidades físicas o mentales, que requieren un enfoque cuidadoso y personalizado en el tratamiento dental. Este segmento es particularmente sensible a la empatía y a la calidad de la atención que reciben.

    - **Tamaño del Segmento**: Constituye el 10% de la base de pacientes de la clínica.

    - **Necesidades Específicas**: Adaptaciones especiales durante los tratamientos, atención personalizada y sensible a sus condiciones específicas, y comunicación clara y empática que garantice que se sientan seguros y bien atendidos.

Estrategias de Personalización

Con la segmentación en su lugar, OdontoPlus desarrolla estrategias de personalización específicas para cada uno de los segmentos identificados. Estas estrategias están diseñadas para mejorar la experiencia del paciente, aumentar la satisfacción, y fomentar la lealtad a largo plazo.

1. **Pacientes Familiares:**
    - **Descuentos y Paquetes Familiares**: OdontoPlus introduce descuentos en tratamientos familiares, como chequeos regulares para todos los miembros de la familia y paquetes de ortodoncia preventiva para niños. Estos paquetes no solo hacen más conveniente la atención dental para las familias, sino que también fortalecen la relación con la clínica.
    - **Comunicación Personalizada**: La clínica envía correos electrónicos regulares con consejos sobre el cuidado dental infantil, recordatorios automáticos de citas para los chequeos semestrales de toda la familia, y recomendaciones de productos dentales adecuados para niños. Estos mensajes son

personalizados según la edad de los niños y las necesidades específicas de cada familia.

- **Ambiente Amigable para los Niños**: OdontoPlus rediseña su sala de espera con una sección dedicada a los niños, equipada con juguetes educativos y pantallas que muestran programas infantiles. Además, el personal recibe capacitación adicional para manejar a los niños con miedo dental, lo que ayuda a crear un ambiente más relajado y agradable para los pequeños pacientes.

2. **Pacientes Adultos Jóvenes:**

    - **Promoción de Servicios Cosméticos**: OdontoPlus se enfoca en promocionar servicios cosméticos como el blanqueamiento dental y las carillas a través de campañas dirigidas en redes sociales. Las campañas incluyen testimonios de pacientes, imágenes de antes y después, y promociones especiales para nuevos tratamientos.

    - **Planes de Financiamiento**: Reconociendo que los tratamientos cosméticos pueden ser costosos, la clínica introduce planes de financiamiento flexibles que permiten a los pacientes pagar en cuotas. Esta estrategia es comunicada claramente a través de correos electrónicos y consultas en persona, facilitando el acceso a tratamientos estéticos de alto valor.

- **Interacción Digital**: La clínica utiliza su presencia en redes sociales para interactuar activamente con este segmento, respondiendo preguntas en tiempo real, ofreciendo consultas virtuales, y utilizando influenciadores locales para aumentar la visibilidad de sus servicios entre los adultos jóvenes.

3. **Pacientes Mayores**:
    - **Programa de Cuidado Integral**: Para los pacientes mayores, OdontoPlus crea un programa de cuidado integral que incluye chequeos regulares, descuentos en implantes dentales, y acceso prioritario a nuevos tratamientos restaurativos. Este programa está diseñado para mantener la salud oral y mejorar la calidad de vida en la tercera edad.
    - **Comunicación Enfocada en la Salud**: La comunicación con este segmento se centra en la importancia de la salud oral para el bienestar general. Se envían boletines informativos por correo electrónico y postal, destacando los beneficios de los

tratamientos restaurativos y preventivos, así como consejos para mantener una buena higiene dental.

- **Atención Prioritaria**: Los pacientes mayores reciben atención prioritaria en la programación de citas y tienen acceso a un coordinador de atención dedicado que se asegura de que todas sus necesidades sean atendidas de manera integral y oportuna.

4. **Pacientes con Necesidades Especiales**:

    - **Atención Personalizada y Adaptada**: OdontoPlus se asegura de que los pacientes con necesidades especiales reciban atención personalizada, con adaptaciones específicas durante los tratamientos. Por ejemplo, para los pacientes con discapacidades físicas, se hacen ajustes en el equipo dental y se proporcionan instalaciones accesibles. Para aquellos con condiciones médicas como la diabetes, se implementan protocolos de tratamiento especiales.

    - **Comunicación Empática y Sensible**: La comunicación con este segmento es especialmente cuidadosa, asegurando que los pacientes se sientan comprendidos y valorados. La clínica utiliza un lenguaje claro y no técnico en todas las comunicaciones, y se ofrece apoyo adicional a través de llamadas telefónicas y consultas personalizadas.

- **Capacitación Especializada para el Personal**: Todo el personal de la clínica recibe capacitación especializada para manejar las necesidades particulares de este grupo de pacientes. Esto incluye formación en técnicas de comunicación, manejo del dolor y adaptaciones clínicas específicas para diferentes condiciones médicas.

Resultados del Caso

Después de un año de implementar estas estrategias de segmentación y personalización, OdontoPlus observó resultados positivos tanto en términos de crecimiento de la base de pacientes como en la mejora de la fidelización. Los resultados clave incluyen:

1. **Aumento en la Retención de Pacientes**: La retención de pacientes mejoró significativamente, especialmente entre los segmentos de pacientes familiares y mayores. Las encuestas de satisfacción indicaron un aumento en la lealtad de los pacientes, con muchos destacando la atención personalizada y el ambiente acogedor de la clínica como factores clave para su decisión de continuar utilizando los servicios de OdontoPlus.

2. **Crecimiento de la Base de Pacientes**: La clínica también experimentó un crecimiento en su base de pacientes, impulsado por las campañas dirigidas a adultos jóvenes y las referencias generadas por el programa de pacientes familiares. Los planes de financiamiento y las promociones en redes sociales resultaron especialmente efectivos para atraer nuevos pacientes interesados en tratamientos cosméticos.

3. **Mejora en la Satisfacción del Paciente**: Las encuestas de satisfacción mostraron una mejora notable en la percepción de la clínica, con una puntuación media de satisfacción que aumentó en un 15% en comparación con el año anterior. Los pacientes apreciaron particularmente la personalización del servicio, la atención al detalle y el ambiente amigable de la clínica.

4. **Aumento en los Ingresos y ROI Positivo**: Los ingresos de la clínica aumentaron en un 20% durante el año, gracias a la combinación de un mayor número de pacientes y un aumento en la aceptación de tratamientos de mayor valor, como los implantes dentales y los tratamientos cosméticos. Además, las campañas de marketing directo y digital generaron un retorno de inversión (ROI) positivo, con un aumento significativo en la efectividad de las campañas dirigidas y personalizadas.

El caso de OdontoPlus demuestra cómo la segmentación y personalización pueden ser herramientas poderosas para mejorar el branding y el éxito comercial de una clínica dental. Al adaptar los servicios y la comunicación a las necesidades específicas de cada grupo de pacientes, la clínica no solo logró aumentar su base de pacientes y mejorar la retención, sino que también fortaleció su posición en un mercado competitivo y construyó relaciones duraderas y satisfactorias con sus pacientes.

Este enfoque de segmentación y personalización puede ser replicado por otras clínicas dentales que buscan diferenciarse y ofrecer una experiencia de paciente superior. Con una implementación cuidadosa y un uso estratégico de las herramientas de CRM, las clínicas pueden maximizar el impacto de sus esfuerzos de marketing y crear un valor duradero tanto para los pacientes como para la organización.

Conclusiones

La segmentación y personalización de mercados en el branding odontológico son estrategias avanzadas que ofrecen ventajas competitivas significativas. A través de la segmentación detallada de pacientes y la personalización de los servicios y comunicaciones, las clínicas dentales pueden mejorar la satisfacción del paciente, aumentar la retención y captar nuevos pacientes de manera más efectiva. El uso de herramientas como los sistemas CRM y el marketing directo permite a las clínicas gestionar y optimizar estas estrategias, asegurando un crecimiento sostenible y un éxito a largo plazo.

Capítulo 7: Innovación y Tecnologías Emergentes

7.1. Integración de tecnologías en la práctica odontológica

Introducción a la Innovación en Odontología

La odontología moderna se encuentra en un período de transformación impulsado por el avance de las tecnologías emergentes. Este progreso ha permitido mejorar no solo la precisión y la eficacia de los tratamientos, sino también la experiencia general del paciente y la eficiencia operativa de las clínicas dentales. La integración de nuevas tecnologías en la práctica diaria se ha vuelto esencial para mantener la competitividad y ofrecer servicios de alta calidad que respondan a las expectativas de los pacientes en un entorno cada vez más digitalizado.

La innovación en odontología no es un fenómeno reciente; sin embargo, su ritmo se ha acelerado drásticamente en las últimas décadas. Las herramientas digitales, la automatización, y las nuevas modalidades de diagnóstico y tratamiento están redefiniendo lo que es posible en la atención dental. Estos avances no solo benefician a los pacientes al ofrecer tratamientos más rápidos, seguros y cómodos, sino que también permiten a los profesionales de la odontología optimizar sus procesos y mejorar sus resultados clínicos.

Herramientas Digitales y Automatización

Uno de los desarrollos más significativos en la odontología moderna ha sido la adopción de herramientas digitales y la automatización de procesos tanto clínicos como administrativos. Las tecnologías como CAD/CAM (Diseño Asistido por Computadora/Fabricación Asistida por Computadora) han revolucionado la forma en que se diseñan y fabrican prótesis, coronas y otros dispositivos dentales. Antes de la introducción de CAD/CAM, el proceso de fabricación de coronas o puentes implicaba varios pasos manuales, lo que aumentaba el tiempo de espera y la posibilidad de errores. Con CAD/CAM, estos dispositivos pueden ser diseñados con precisión milimétrica y fabricados en cuestión de horas, reduciendo significativamente los tiempos de tratamiento y mejorando la satisfacción del paciente (Spear, F., Kokich, V. G., & Mathews, D. P., 2006).

Además, la automatización en odontología no se limita a la fabricación de dispositivos. Los sistemas de gestión de clínicas han permitido automatizar tareas administrativas como la programación de citas, la facturación y la gestión de historiales clínicos. Estas herramientas liberan tiempo para que los dentistas y su personal se concentren en la atención directa al paciente, reduciendo la carga administrativa y minimizando los errores humanos. La automatización también facilita la implementación de recordatorios automatizados para citas y seguimientos postoperatorios, mejorando la adherencia del paciente y reduciendo las tasas de ausentismo.

Diagnóstico y Tratamiento Digital

El diagnóstico y tratamiento digital ha transformado la capacidad de los dentistas para evaluar y planificar tratamientos con una precisión sin precedentes. Las tecnologías de imagen como la tomografía computarizada de haz cónico (CBCT) y los escáneres intraorales han mejorado significativamente el diagnóstico y la planificación del tratamiento. El CBCT ofrece imágenes tridimensionales detalladas de la anatomía dental y maxilofacial, lo que permite a los dentistas identificar problemas que podrían no ser visibles con radiografías convencionales. Esta capacidad de visualizar en 3D es particularmente útil en la planificación de implantes dentales, donde la precisión es crucial para evitar complicaciones (Baldassarri, M., et al., 2011).

Además, los escáneres intraorales han reemplazado en gran medida las impresiones dentales tradicionales, que eran incómodas para los pacientes y menos precisas. Con los escáneres intraorales, los dentistas pueden capturar imágenes digitales de alta resolución de la cavidad bucal en cuestión de minutos. Estas imágenes no solo mejoran la precisión de las restauraciones, sino que también pueden ser enviadas electrónicamente a laboratorios dentales para acelerar el proceso de fabricación.

Otra área de innovación es el uso del láser en la odontología. Los láseres dentales se utilizan para una variedad de procedimientos, desde la eliminación de caries hasta la cirugía de tejidos blandos. Los beneficios de la tecnología láser incluyen una mayor precisión, menor necesidad de anestesia y una recuperación más rápida para los pacientes. Los láseres también son menos invasivos, lo que significa menos sangrado y menor riesgo de infección (Coluzzi, D. J., 2004).

Software de Gestión y Comunicación

La implementación de software de gestión en clínicas dentales ha optimizado la administración de la práctica, facilitando la programación de citas, la gestión de historiales clínicos y la facturación. Estos sistemas también mejoran la comunicación dentro del equipo de la clínica y entre la clínica y los pacientes. Por ejemplo, los sistemas de gestión de pacientes permiten un acceso rápido y fácil a los historiales clínicos, lo que mejora la continuidad de la atención y asegura que todos los miembros del equipo tengan la información necesaria para ofrecer un servicio de alta calidad.

Además, la digitalización de los registros y la automatización de los procesos administrativos no solo ahorra tiempo y reduce errores, sino que también mejora la seguridad de la información del paciente. La protección de los datos del paciente es una preocupación creciente en la era digital, y los sistemas de gestión de clínicas están diseñados para cumplir con las normativas de privacidad, como la HIPAA en Estados Unidos, garantizando que la información sensible esté protegida contra accesos no autorizados (Nguyen, T. M. P., & Chaudhry, A., 2021).

La comunicación con los pacientes también se ha beneficiado de estos avances. Las clínicas ahora pueden enviar recordatorios de citas automatizados, encuestas de satisfacción y seguimientos postoperatorios a través de correo electrónico o mensajes de texto, mejorando la adherencia al tratamiento y la satisfacción general del paciente. Además, los portales de pacientes permiten a los pacientes acceder a sus historiales médicos, programar citas y comunicarse con su dentista en cualquier momento, lo que aumenta la conveniencia y la transparencia en la atención dental.

Impacto de la Tecnología en la Experiencia del Paciente

La integración de tecnologías avanzadas en la práctica odontológica ha tenido un impacto significativo en la experiencia del paciente. Los pacientes de hoy en día son más exigentes y están mejor informados sobre las opciones de tratamiento, y la tecnología juega un papel crucial en cómo perciben la calidad de los servicios odontológicos. La posibilidad de realizar simulaciones virtuales de los resultados de los tratamientos es un ejemplo claro de cómo la tecnología puede mejorar la experiencia del paciente. Estas simulaciones permiten a los pacientes visualizar los posibles resultados antes de someterse a un tratamiento, lo que les da una mayor confianza en el proceso y facilita la toma de decisiones informadas.

Además, la rapidez con la que se pueden obtener prótesis dentales a través de impresoras 3D ha reducido significativamente los tiempos de espera, lo que es un factor clave en la satisfacción del paciente. Las impresoras 3D permiten la fabricación en el consultorio de coronas, puentes y otros dispositivos dentales, lo que no solo ahorra tiempo, sino que también mejora la precisión y la calidad del producto final.

El uso de tecnologías menos invasivas, como el láser dental, también ha mejorado la experiencia del paciente al reducir el dolor y el tiempo de recuperación asociados con ciertos procedimientos. Por ejemplo, los pacientes que reciben tratamiento con láser para el tratamiento de encías suelen experimentar menos dolor y menos inflamación postoperatoria en comparación con los métodos tradicionales.

Finalmente, la tecnología también ha mejorado la accesibilidad de la atención dental. Las consultas virtuales y la teleodontología permiten a los pacientes recibir asesoramiento y seguimiento sin tener que desplazarse a la clínica, lo que es particularmente beneficioso para pacientes con movilidad reducida o que viven en áreas rurales.

7.2. Realidad Aumentada y Virtual en Odontología

Introducción a la Realidad Aumentada (RA) y Virtual (RV)

La realidad aumentada (RA) y la realidad virtual (RV) son tecnologías emergentes que están comenzando a integrarse en la práctica odontológica, con el objetivo de mejorar tanto la formación de los profesionales como la experiencia del paciente. La RA superpone elementos digitales al mundo real, permitiendo a los usuarios interactuar con información digital en su entorno físico. Por otro lado, la RV sumerge al usuario en un entorno completamente virtual, ofreciendo una experiencia inmersiva que puede simular escenarios de la vida real o completamente nuevos. Estas tecnologías ofrecen nuevas oportunidades para la visualización, el diagnóstico, la planificación de tratamientos, y la educación y el entrenamiento de los profesionales de la odontología (Azuma, R. T., 1997).

Aplicaciones de la RA y la RV en Odontología

Formación y Entrenamiento

Una de las aplicaciones más prometedoras de la RA y la RV en odontología es en la formación y el entrenamiento de los profesionales. La odontología es una disciplina que requiere habilidades manuales precisas y un conocimiento profundo de la anatomía y las técnicas quirúrgicas. La RV permite a los estudiantes y dentistas practicar procedimientos complejos en un entorno virtual antes de realizarlos en pacientes reales, reduciendo así el riesgo de errores y mejorando las habilidades clínicas. Los simuladores de RV pueden replicar la resistencia de los tejidos y la respuesta del cuerpo a diferentes instrumentos, ofreciendo una experiencia de aprendizaje más rica y realista que los métodos tradicionales (Vandenberghe, B., et al., 2017).

Además, la RA puede ser utilizada durante los procedimientos para superponer guías o instrucciones sobre el campo de visión del dentista. Esto es particularmente útil en cirugías complejas o en procedimientos donde la precisión es crucial. Por ejemplo, durante la colocación de implantes dentales, la RA puede mostrar la ubicación exacta del implante en relación con la estructura ósea subyacente, ayudando al dentista a evitar nervios o estructuras sensibles y mejorando la precisión del procedimiento.

Diagnóstico y Planificación de Tratamientos

La RA y la RV también están revolucionando el diagnóstico y la planificación de tratamientos en odontología. Tradicionalmente, los dentistas han confiado en radiografías, moldes y fotografías para planificar los tratamientos. Sin embargo, estas herramientas tienen limitaciones en términos de la información que pueden proporcionar y la facilidad con la que los pacientes pueden entender los planes de tratamiento.

Con la RA y la RV, los dentistas pueden crear modelos tridimensionales interactivos de la boca del paciente que muestran en detalle los problemas dentales y las posibles soluciones. Estos modelos pueden ser utilizados para planificar tratamientos de manera más precisa y para comunicar de manera más efectiva las opciones de tratamiento a los pacientes. Por ejemplo, un paciente que necesita una reconstrucción completa de la boca puede ver una simulación de cómo se verá su sonrisa después del tratamiento, lo que facilita la toma de decisiones y aumenta la aceptación del tratamiento (Kumar, V., et al., 2015).

Experiencia del Paciente

En términos de experiencia del paciente, la RV se está utilizando para reducir la ansiedad y el estrés durante los procedimientos dentales. Muchas personas experimentan odontofobia o ansiedad dental, lo que puede hacer que eviten las visitas al dentista. La RV ofrece una solución innovadora a este problema al permitir que los pacientes se sumerjan en entornos virtuales relajantes o distractores durante su tratamiento. Esto no solo reduce el estrés y la ansiedad, sino que también puede mejorar la percepción general de la experiencia dental, lo que lleva a una mayor satisfacción del paciente y una mejor adherencia a los tratamientos recomendados (Taneja, P., et al., 2020).

Por ejemplo, un paciente pediátrico puede ser sumergido en un entorno virtual donde pueda explorar un mundo submarino mientras el dentista realiza un procedimiento. Esta distracción puede hacer que el procedimiento sea menos intimidante y más llevadero para el niño, mejorando la experiencia para ambos, el paciente y el profesional.

Desafíos y Futuro de la RA y la RV en Odontología

A pesar de los beneficios prometedores de la RA y la RV, la adopción generalizada de estas tecnologías en odontología enfrenta varios desafíos. Uno de los principales desafíos es el costo de implementación. La tecnología RA y RV requiere hardware y software especializados que pueden ser costosos, lo que limita su accesibilidad para muchas clínicas dentales, especialmente las más pequeñas. Además, hay una curva de aprendizaje asociada con el uso de estas tecnologías, lo que requiere tiempo y recursos para la capacitación adecuada del personal (Garrett, B., & Taverner, T., 2019).

Otro desafío es la integración de la RA y la RV con los sistemas existentes en las clínicas dentales. Para que estas tecnologías sean efectivas, deben ser compatibles con otros sistemas de software utilizados en la práctica, como los sistemas de gestión de pacientes y los dispositivos de diagnóstico digital. La interoperabilidad es clave para asegurar que la información fluya sin problemas entre diferentes sistemas y que los datos de los pacientes se mantengan seguros y precisos.

Además, hay consideraciones éticas y de privacidad que deben tenerse en cuenta al utilizar RA y RV en la atención dental. La recolección y el uso de datos personales en entornos virtuales deben cumplir con las normativas de protección de datos, y los pacientes deben estar informados y dar su consentimiento para el uso de estas tecnologías en su tratamiento.

A pesar de estos desafíos, es probable que la RA y la RV se conviertan en una parte integral de la práctica odontológica a medida que estas tecnologías continúen evolucionando y volviéndose más accesibles. Los avances en hardware, como la reducción del tamaño y el costo de los dispositivos de RA y RV, así como el desarrollo de software más intuitivo, facilitarán su adopción en un mayor número de clínicas. Además, a medida que los beneficios clínicos y operativos de estas tecnologías se hagan más evidentes, es probable que veamos un aumento en su aceptación por parte de los dentistas y sus pacientes.

El futuro de la odontología, impulsado por la innovación tecnológica, promete una atención más personalizada, precisa y eficiente. La RA y la RV, junto con otras tecnologías emergentes, no solo mejorarán los resultados clínicos, sino que también transformarán la forma en que los pacientes experimentan la atención dental, haciendo que las visitas al dentista sean menos estresantes y más satisfactorias.

En conclusión, la integración de tecnologías en la práctica odontológica y la adopción de herramientas emergentes como la realidad aumentada y virtual están redefiniendo los estándares de atención en la odontología moderna. Estas innovaciones no solo permiten a los profesionales de la salud dental mejorar la precisión y la eficacia de sus tratamientos, sino que también transforman la experiencia del paciente, haciendo que la atención dental sea más accesible, cómoda y personalizada. A medida que la tecnología continúa avanzando, es esencial que los dentistas permanezcan a la vanguardia de estos desarrollos, adoptando y adaptando nuevas herramientas para ofrecer la mejor atención posible a sus pacientes.

7.3. Teleodontología y su impacto en el branding

La Evolución de la Teleodontología

La teleodontología, una extensión de la telemedicina, ha ganado un protagonismo significativo en los últimos años, especialmente en el contexto de la pandemia de COVID-19. Este avance tecnológico ha transformado la manera en que los servicios odontológicos se ofrecen, permitiendo a los dentistas realizar consultas, diagnósticos y seguimientos a distancia mediante el uso de plataformas de videoconferencia, aplicaciones móviles y otros medios digitales. La teleodontología ha demostrado ser una herramienta valiosa para mejorar el acceso a la atención dental, especialmente en áreas rurales o desatendidas, donde la disponibilidad de servicios odontológicos es limitada, y para mantener la continuidad del cuidado en tiempos de distanciamiento social (Frick, S., et al., 2020).

El concepto de teleodontología no es completamente nuevo, pero su implementación a gran escala ha sido catalizada por la necesidad de minimizar el contacto físico durante la pandemia. Antes de esta crisis sanitaria global, la teleodontología se utilizaba principalmente en contextos limitados, como la provisión de consultas en áreas rurales o la colaboración entre especialistas. Sin embargo, la pandemia obligó a las clínicas dentales a adoptar rápidamente soluciones de atención a distancia para seguir atendiendo a sus pacientes, lo que ha acelerado la aceptación y el desarrollo de esta modalidad de atención en el campo odontológico.

Beneficios de la Teleodontología

Accesibilidad y Conveniencia

Uno de los beneficios más destacados de la teleodontología es su capacidad para mejorar la accesibilidad a la atención dental. En muchas regiones, especialmente en áreas rurales o desatendidas, los pacientes enfrentan barreras significativas para acceder a servicios odontológicos debido a la escasez de profesionales, la distancia a las clínicas, y limitaciones de transporte. La teleodontología elimina muchas de estas barreras al permitir que los pacientes reciban asesoramiento profesional desde la comodidad de su hogar. Esto no solo reduce los costos y el tiempo asociados con el transporte, sino que también facilita el acceso a la atención para pacientes con movilidad limitada o condiciones que dificultan el desplazamiento (Estai, M., & Kruger, E., 2018).

Además de la accesibilidad, la teleodontología ofrece una conveniencia sin precedentes. Los pacientes pueden programar consultas en horarios más flexibles, evitando la necesidad de ausentarse del trabajo o la escuela. Esta conveniencia es especialmente valiosa en un mundo donde el tiempo es un recurso limitado y los pacientes buscan opciones de atención que se adapten a sus horarios ocupados.

Continuidad del Cuidado

La teleodontología también desempeña un papel crucial en la continuidad del cuidado, permitiendo a los dentistas realizar seguimientos regulares con sus pacientes, monitorear el progreso de los tratamientos y ofrecer asesoramiento en tiempo real. Este aspecto es particularmente útil para pacientes que requieren tratamientos a largo plazo, como aquellos en ortodoncia o implantes dentales, donde el seguimiento constante es esencial para garantizar el éxito del tratamiento. La capacidad de realizar consultas a distancia significa que los dentistas pueden detectar y abordar problemas de manera temprana, evitando complicaciones y mejorando los resultados del tratamiento (Jampani, N. D., et al., 2011).

Además, la teleodontología permite una mejor gestión de emergencias dentales. En situaciones donde un paciente experimenta dolor o una complicación fuera del horario habitual de la clínica, una consulta a distancia puede ofrecer alivio inmediato y una evaluación preliminar que oriente sobre la necesidad de una intervención en persona. Esto mejora la experiencia del paciente al proporcionar tranquilidad y soluciones rápidas en momentos críticos.

Impacto en el Branding

Desde una perspectiva de branding, la adopción de la teleodontología puede tener un impacto positivo significativo en la imagen de las clínicas dentales. En un mercado competitivo, donde las clínicas buscan constantemente maneras de diferenciarse, ofrecer opciones de atención remota puede posicionar a una clínica como innovadora y orientada al paciente. La capacidad de brindar servicios a distancia no solo atrae a pacientes que valoran la conveniencia y la tecnología moderna, sino que también refleja un compromiso con la accesibilidad y la adaptación a las necesidades cambiantes del paciente.

La teleodontología también puede mejorar la percepción de la clínica como accesible y comprometida con la atención continua. Al permitir que los pacientes reciban consultas y seguimiento sin tener que desplazarse, las clínicas pueden fomentar una relación más estrecha con sus pacientes, lo que a su vez puede aumentar la lealtad y generar recomendaciones positivas. Un paciente que ha tenido una experiencia positiva con la teleodontología es más probable que comparta esa experiencia con otros, lo que puede atraer a nuevos pacientes a la clínica (Kruse, C. S., et al., 2018).

Además, la teleodontología puede ser una herramienta eficaz para fortalecer la reputación de la clínica en el ámbito de la responsabilidad social. Al ofrecer servicios a distancia a comunidades rurales o desatendidas, las clínicas pueden demostrar su compromiso con la equidad en el acceso a la atención dental, lo que puede mejorar su imagen pública y atraer a pacientes que valoran este tipo de compromiso social.

Desafíos y Consideraciones Éticas

A pesar de los numerosos beneficios de la teleodontología, también presenta desafíos que deben ser abordados cuidadosamente. Uno de los desafíos más importantes es la privacidad y la seguridad de los datos del paciente. Dado que la teleodontología implica la transmisión de información sensible a través de redes digitales, es esencial que las clínicas implementen medidas de seguridad robustas para proteger los datos de los pacientes contra accesos no autorizados y ciberataques. Esto incluye el uso de plataformas de comunicación seguras, la encriptación de datos y el cumplimiento de normativas de privacidad, como la Ley de Portabilidad y Responsabilidad de Seguros de Salud (HIPAA) en Estados Unidos (Daniel, S. J., 2021).

Otro desafío es la calidad de la atención a distancia. Aunque la teleodontología es adecuada para consultas y seguimientos, no puede reemplazar completamente la atención presencial, especialmente para procedimientos que requieren intervención física, como limpiezas, extracciones o tratamientos restaurativos. Las clínicas deben asegurarse de que los pacientes comprendan las limitaciones de la teleodontología y que no consideren estas consultas como un sustituto completo de las visitas regulares al dentista.

Además, la teleodontología presenta desafíos relacionados con la tecnología. No todos los pacientes tienen acceso a dispositivos adecuados o conexiones de Internet fiables, lo que puede limitar la efectividad de la teleodontología en ciertos segmentos de la población. Las clínicas deben ser conscientes de estas limitaciones y estar preparadas para ofrecer alternativas o soluciones, como la combinación de consultas a distancia con visitas presenciales cuando sea necesario.

Finalmente, desde una perspectiva ética, las clínicas deben asegurarse de que el uso de la teleodontología no comprometa la calidad de la atención o conduzca a una atención desigual. Es fundamental que las clínicas mantengan el mismo estándar de cuidado en las consultas a distancia que en las consultas presenciales, y que no utilicen la teleodontología como una excusa para reducir el tiempo o la atención dedicados a cada paciente.

7.4. Big Data y Análisis Predictivo

Introducción al Big Data en Odontología

El concepto de big data se refiere a la recopilación y análisis de grandes volúmenes de datos que pueden ser utilizados para identificar patrones, tendencias y asociaciones que no son evidentes a través de métodos de análisis tradicionales. En odontología, el big data tiene el potencial de transformar la manera en que se gestionan las clínicas, se personalizan los tratamientos y se mejora la salud bucal de los pacientes (Raghupathi, W., & Raghupathi, V., 2014). A medida que las clínicas dentales adoptan tecnologías digitales, como sistemas de gestión de pacientes y herramientas de diagnóstico avanzadas, la cantidad de datos generados aumenta exponencialmente. Estos datos pueden incluir desde historiales clínicos y registros de citas hasta resultados de diagnósticos por imagen y feedback de pacientes.

El análisis de big data permite a las clínicas dentales aprovechar esta abundancia de información para tomar decisiones más informadas y mejorar tanto la eficiencia operativa como la calidad del cuidado. A través del uso de algoritmos avanzados y técnicas de minería de datos, las clínicas pueden identificar patrones en los datos que pueden no ser evidentes a simple vista, permitiendo un enfoque más proactivo y personalizado en la atención al paciente.

Aplicaciones del Big Data en la Práctica Odontológica

Personalización de Tratamientos

Una de las aplicaciones más prometedoras del big data en odontología es la personalización de tratamientos. Los dentistas pueden utilizar los datos recopilados a lo largo del tiempo para personalizar los tratamientos de manera más efectiva, teniendo en cuenta factores como el historial clínico del paciente, sus preferencias personales y su respuesta a tratamientos previos. Esta personalización no solo mejora los resultados clínicos, sino que también aumenta la satisfacción del paciente al recibir un cuidado adaptado a sus necesidades específicas (Bates, D. W., et al., 2018).

Por ejemplo, un paciente que ha mostrado sensibilidad a ciertos materiales o medicamentos puede recibir un tratamiento adaptado para evitar estas sensibilidades. De manera similar, los datos sobre la progresión de enfermedades periodontales en un paciente pueden guiar la frecuencia y el tipo de intervenciones necesarias, asegurando que el tratamiento sea tanto preventivo como reactivo. La personalización basada en datos también permite a los dentistas ofrecer recomendaciones más precisas sobre el cuidado bucal en el hogar, adaptadas a las necesidades individuales de cada paciente.

Optimización de la Gestión Clínica

El big data también puede ser utilizado para optimizar la gestión de la clínica, mejorando la eficiencia operativa y reduciendo costos. Al analizar datos sobre la ocupación de las sillas, los tiempos de espera y la utilización de recursos, las clínicas pueden identificar áreas de mejora y tomar decisiones informadas para optimizar sus operaciones. Por ejemplo, los datos sobre la ocupación de las sillas pueden revelar patrones en la demanda de citas que permiten a la clínica ajustar sus horarios de apertura y cierre, o asignar más personal durante los periodos de mayor demanda (Fayyad, U., et al., 1996).

Además, el análisis de datos puede ayudar a las clínicas a gestionar mejor sus inventarios, asegurando que los materiales y suministros necesarios estén siempre disponibles cuando se necesitan, sin exceso de stock. Esto no solo reduce costos, sino que también mejora la capacidad de la clínica para ofrecer un servicio continuo y sin interrupciones. En un nivel más estratégico, el big data puede informar decisiones de inversión, como la adquisición de nuevas tecnologías o la expansión de servicios, al proporcionar una visión clara de las necesidades y comportamientos de los pacientes.

Predicción de Tendencias y Resultados

El análisis predictivo, una rama del big data, permite a las clínicas anticipar tendencias y resultados, como la demanda de ciertos tratamientos o el riesgo de complicaciones en pacientes específicos. Al identificar patrones en los datos históricos, los dentistas pueden predecir con mayor precisión qué pacientes tienen más probabilidades de desarrollar ciertas condiciones, y pueden tomar medidas proactivas para mitigar estos riesgos. Por ejemplo, un análisis predictivo podría identificar a los pacientes con mayor riesgo de desarrollar caries o enfermedad periodontal, permitiendo a la clínica ofrecer intervenciones preventivas antes de que se desarrollen problemas graves (Dean, J., & Ghemawat, S., 2008).

El análisis predictivo también puede ser utilizado para optimizar la programación de citas, al anticipar la probabilidad de cancelaciones o ausencias. Esto permite a la clínica gestionar mejor su agenda, reduciendo los tiempos de inactividad y mejorando la eficiencia operativa. Además, las clínicas pueden utilizar el análisis predictivo para identificar tendencias en las preferencias de los pacientes, como el aumento de la demanda de tratamientos cosméticos, y ajustar sus estrategias de marketing y oferta de servicios en consecuencia.

Desafíos del Big Data en Odontología

A pesar de su potencial, el uso de big data en odontología presenta desafíos significativos que deben ser abordados. Uno de los principales desafíos es la privacidad de los datos. Dado que el big data implica la recopilación y el análisis de grandes volúmenes de información personal, es esencial que las clínicas implementen medidas estrictas para proteger la privacidad de los pacientes y cumplir con las normativas de protección de datos, como el Reglamento General de Protección de Datos (GDPR) en Europa o la Ley HIPAA en Estados Unidos (Mayer-Schönberger, V., & Cukier, K., 2013).

Otro desafío es la calidad y precisión de los datos recopilados. Para que el análisis de big data sea efectivo, los datos deben ser precisos, completos y consistentes. Sin embargo, en la práctica clínica, los datos pueden ser fragmentados o incompletos, lo que puede llevar a conclusiones incorrectas o engañosas. Las clínicas deben invertir en sistemas de gestión de datos que aseguren la integridad y la calidad de la información, y deben capacitar a su personal en la entrada y gestión adecuada de datos.

Además, el uso de big data en odontología requiere el desarrollo de habilidades analíticas entre los profesionales de la salud. Aunque los dentistas están capacitados en la interpretación de datos clínicos, el análisis de big data requiere conocimientos adicionales en estadística, informática y ciencia de datos. Las clínicas que deseen aprovechar al máximo el big data deberán invertir en la capacitación de su personal o en la contratación de especialistas en análisis de datos.

Finalmente, las clínicas deben asegurarse de que los datos se utilicen de manera ética y que las decisiones basadas en análisis predictivos no comprometan la atención personalizada y centrada en el paciente. Aunque el big data puede ofrecer valiosas perspectivas sobre patrones y tendencias, las decisiones clínicas deben seguir basándose en la relación individual entre el dentista y el paciente, y en la comprensión de las necesidades y preferencias únicas de cada paciente.

En conclusión, tanto la teleodontología como el big data y el análisis predictivo representan innovaciones significativas que están transformando la práctica odontológica. Estas tecnologías no solo mejoran la eficiencia y la precisión de los tratamientos, sino que también ofrecen nuevas oportunidades para personalizar la atención y mejorar la experiencia del paciente. Sin embargo, la implementación de estas tecnologías también presenta desafíos que deben ser gestionados cuidadosamente, incluyendo consideraciones de privacidad, calidad de los datos y la necesidad de mantener un enfoque ético y centrado en el paciente. A medida que la odontología continúa evolucionando, es esencial que los profesionales del campo permanezcan informados y preparados para integrar estas tecnologías de manera que beneficien tanto a los pacientes como a las prácticas clínicas.

7.5. Tendencias futuras en branding odontológico

Innovación y Sostenibilidad en Branding

El branding en odontología, al igual que en otros campos de la salud, se encuentra en un estado de constante evolución, influenciado por las cambiantes expectativas de los pacientes, los avances tecnológicos, y una creciente conciencia sobre la sostenibilidad y la responsabilidad social. En este capítulo, exploraremos a fondo las tendencias futuras en el branding odontológico, centrándonos en la innovación y sostenibilidad, el enfoque holístico del cuidado dental, y la digitalización de la experiencia del paciente. Estas tendencias no solo están configurando el presente, sino que también están estableciendo el rumbo para el futuro de la odontología.

Innovación y Sostenibilidad en Branding

La innovación ha sido durante mucho tiempo un pilar fundamental en el branding, particularmente en campos altamente competitivos como la odontología. Sin embargo, en los últimos años, la sostenibilidad ha emergido como un componente crucial que está redefiniendo la manera en que las clínicas dentales construyen y comunican sus marcas. Esta tendencia responde a una creciente demanda de los consumidores por prácticas empresariales responsables y conscientes del medio ambiente. Según Ottman (2017), las marcas que integran la sostenibilidad en sus operaciones y estrategias de marketing no solo mejoran su reputación, sino que también atraen a una base de consumidores más leal y comprometida.

La Sostenibilidad como Diferenciador Clave

En el contexto del branding odontológico, la sostenibilidad se refiere a un enfoque integral que abarca desde la elección de materiales y tecnologías hasta la gestión de residuos y la eficiencia energética en las clínicas. La sostenibilidad no es simplemente una moda pasajera; se ha convertido en un diferenciador clave que puede influir significativamente en las decisiones de los pacientes. Los consumidores, especialmente los más jóvenes, están cada vez más inclinados a elegir servicios que se alineen con sus valores personales, incluidos el respeto por el medio ambiente y la responsabilidad social.

Las clínicas dentales que adoptan prácticas ecológicas, como el uso de materiales biodegradables, la reducción del consumo de energía a través de tecnologías eficientes, y la implementación de programas de reciclaje, pueden destacarse en un mercado saturado. Además, estas clínicas tienen la oportunidad de comunicar sus esfuerzos sostenibles a través de sus estrategias de branding, utilizando este enfoque como una ventaja competitiva que no solo atrae a pacientes conscientes, sino que también fortalece la lealtad de los pacientes existentes.

Transparencia y Responsabilidad Social

La transparencia es otro aspecto crucial en la sostenibilidad y el branding moderno. Los pacientes no solo buscan servicios de alta calidad; también quieren saber cómo se proporcionan esos servicios. Las clínicas que son transparentes en sus prácticas, que publican informes sobre su impacto ambiental y social, y que se comprometen públicamente a mejorar sus prácticas sostenibles, pueden generar una mayor confianza entre sus pacientes.

Además, la responsabilidad social corporativa (RSC) se está convirtiendo en una parte esencial del branding odontológico. Las clínicas que participan en iniciativas comunitarias, como programas de educación sobre salud bucal en escuelas o campañas para mejorar la accesibilidad a servicios dentales en áreas desatendidas, pueden fortalecer su imagen de marca y diferenciarse de la competencia. Estas acciones no solo benefician a la comunidad, sino que también refuerzan la percepción de la clínica como una entidad comprometida con el bienestar general de sus pacientes y del entorno en el que opera.

Enfoque Holístico del Cuidado Dental

El enfoque holístico en la atención médica no es nuevo, pero su aplicación en la odontología está ganando terreno como una tendencia emergente en el branding. Este enfoque reconoce que la salud bucal no puede tratarse de manera aislada, sino que está intrínsecamente conectada con el bienestar general del paciente, incluyendo su salud física, mental y emocional. Adoptar un enfoque holístico en la odontología no solo mejora la salud del paciente de manera integral, sino que también ofrece a las clínicas una oportunidad única para diferenciarse en un mercado competitivo.

Integración del Cuidado Médico y el Bienestar

Un enfoque holístico en la odontología implica la integración de diferentes aspectos del cuidado médico y del bienestar en la práctica dental diaria. Esto puede incluir la colaboración con otros profesionales de la salud, como nutricionistas, psicólogos o médicos generalistas, para abordar las necesidades de salud del paciente de manera más completa. Por ejemplo, la relación entre la salud bucal y enfermedades sistémicas como la diabetes o las enfermedades cardiovasculares está bien documentada, y un enfoque holístico permite a los dentistas trabajar en conjunto con otros profesionales para mejorar la salud general del paciente (Goyal, M., et al., 2018).

Este enfoque también se extiende al bienestar mental y emocional del paciente. El estrés y la ansiedad son comunes entre los pacientes dentales, y un enfoque holístico que incluye técnicas de relajación, manejo del estrés, y un ambiente clínico que promueva la calma puede mejorar significativamente la experiencia del paciente. Las clínicas que adoptan este enfoque pueden crear una marca que se asocia no solo con la excelencia clínica, sino también con un cuidado integral y humanizado.

Branding de la Atención Holística

El branding de una clínica que adopta un enfoque holístico debe reflejar estos valores en todos los aspectos de su comunicación y operaciones. Esto puede incluir la creación de un ambiente clínico que promueva la salud y el bienestar, la capacitación del personal para ofrecer un trato empático y personalizado, y la comunicación clara de los beneficios de este enfoque a los pacientes. Además, el branding debe incluir mensajes que enfaticen cómo la salud bucal está conectada con la salud general, educando a los pacientes sobre la importancia de un enfoque integral en el cuidado de su salud.

Las clínicas que logran comunicar efectivamente su enfoque holístico pueden no solo atraer a pacientes que buscan este tipo de cuidado, sino también fidelizar a aquellos que valoran un enfoque más completo y personalizado de la salud. Este tipo de branding es especialmente relevante en un contexto en el que los pacientes son cada vez más conscientes de la importancia de la prevención y el cuidado integral de su salud.

Digitalización y Experiencia del Paciente

La digitalización ha transformado prácticamente todos los aspectos de la vida moderna, y la odontología no es una excepción. En el branding odontológico, la digitalización se manifiesta en la forma en que las clínicas interactúan con los pacientes, desde la primera consulta hasta el seguimiento post-tratamiento. La capacidad de ofrecer una experiencia digital fluida y personalizada se está convirtiendo en un factor clave que determina la elección del paciente y la fidelidad a largo plazo.

Plataformas de Reserva de Citas en Línea

Una de las aplicaciones más visibles de la digitalización en la odontología es el uso de plataformas en línea para la reserva de citas. Estas plataformas permiten a los pacientes programar citas de manera rápida y conveniente, sin necesidad de realizar llamadas telefónicas. Además, ofrecen la posibilidad de gestionar citas, recibir recordatorios automáticos, y en algunos casos, completar formularios de admisión antes de llegar a la clínica. La facilidad y la conveniencia de este proceso no solo mejoran la experiencia del paciente, sino que también reducen la carga administrativa para el personal de la clínica (Lovelock, C., & Wirtz, J., 2016).

Las clínicas que integran estas plataformas en sus operaciones pueden destacarse en el mercado por ofrecer un servicio moderno y centrado en el paciente. Además, la personalización de las comunicaciones, como los recordatorios de citas que incluyen el nombre del paciente y detalles específicos sobre su tratamiento, puede fortalecer la relación con el paciente y mejorar la retención.

Aplicaciones Móviles y Gestión de la Salud Bucal

Las aplicaciones móviles están desempeñando un papel cada vez más importante en la gestión de la salud bucal, permitiendo a los pacientes realizar un seguimiento de su higiene dental, recibir consejos personalizados y acceder a recursos educativos sobre el cuidado dental. Estas aplicaciones pueden estar vinculadas a dispositivos de higiene bucal, como cepillos de dientes inteligentes, que registran datos sobre las rutinas de cepillado del paciente y proporcionan retroalimentación en tiempo real.

Las clínicas que desarrollan o recomiendan aplicaciones móviles para sus pacientes pueden crear una experiencia de marca más envolvente, que va más allá de la consulta en la clínica. Esto no solo mejora la adherencia del paciente a las recomendaciones de higiene bucal, sino que también fortalece la percepción de la clínica como innovadora y orientada al bienestar del paciente. La posibilidad de que los pacientes puedan gestionar su salud bucal de manera proactiva y conectada a su clínica dental refuerza la lealtad y la satisfacción.

Experiencia Digital Personalizada

La personalización es una tendencia clave en la digitalización de la experiencia del paciente. Las clínicas dentales pueden utilizar los datos recopilados a través de plataformas digitales para ofrecer una experiencia más personalizada y relevante a cada paciente. Esto puede incluir desde recomendaciones personalizadas de productos hasta la personalización de las comunicaciones y las ofertas de servicios.

Por ejemplo, una clínica puede utilizar datos sobre el historial dental de un paciente para ofrecerle promociones en tratamientos que puedan ser de su interés, o para enviar recordatorios específicos sobre chequeos y tratamientos preventivos. Esta personalización no solo mejora la experiencia del paciente, sino que también aumenta la eficacia de las campañas de marketing y la probabilidad de retención del paciente.

Desafíos y Oportunidades de la Digitalización

Aunque la digitalización ofrece numerosas oportunidades para mejorar el branding y la experiencia del paciente, también presenta desafíos que las clínicas deben abordar. Uno de los principales desafíos es la seguridad y privacidad de los datos del paciente. Con el aumento de la digitalización, las clínicas deben implementar medidas de seguridad robustas para proteger la información sensible y cumplir con las normativas de protección de datos, como el Reglamento General de Protección de Datos (GDPR) en Europa

Además, la digitalización requiere una inversión en tecnología y capacitación del personal para garantizar que los sistemas digitales se utilicen de manera efectiva y que se ofrezca un servicio de alta calidad. Las clínicas que no logren adaptarse a la digitalización corren el riesgo de quedar rezagadas en un mercado cada vez más competitivo y orientado hacia la tecnología.

Las tendencias futuras en el branding odontológico están profundamente influenciadas por la innovación tecnológica, la sostenibilidad, y la digitalización de la experiencia del paciente. Las clínicas que adopten estas tendencias y las integren de manera efectiva en su estrategia de branding estarán mejor posicionadas para atraer y retener a pacientes en un entorno cada vez más competitivo. Estas tendencias no solo representan el futuro del branding en la odontología, sino también una oportunidad para mejorar la calidad del servicio, fortalecer la relación con los pacientes, y contribuir de manera positiva al bienestar general de la comunidad y del medio ambiente.

Conclusión

En conclusión, la integración de tecnologías emergentes en la práctica odontológica y en el branding está transformando la forma en que las clínicas dentales operan y se relacionan con sus pacientes. Desde la implementación de herramientas digitales hasta el uso de big data y la teleodontología, las clínicas que adopten estas innovaciones estarán mejor posicionadas para ofrecer un cuidado de alta calidad, mejorar la experiencia del paciente y mantenerse competitivas en un mercado en constante evolución. El futuro del branding odontológico se perfila como uno donde la tecnología, la sostenibilidad y la experiencia del paciente convergen para crear marcas fuertes, responsables y centradas en el paciente.

Capítulo 8: Gestión de Crisis y Reputación

En el dinámico y altamente competitivo campo de la odontología, la gestión de crisis y la reputación online son elementos cruciales que pueden determinar el éxito o fracaso de una clínica dental. La forma en que una clínica maneja una crisis no solo afecta su reputación a corto plazo, sino que también puede tener implicaciones a largo plazo en términos de confianza del paciente y sostenibilidad del negocio. Este capítulo ofrece una visión exhaustiva de la identificación y prevención de crisis, la elaboración de planes de respuesta, la gestión de la reputación online y las estrategias de comunicación en tiempos de crisis, complementado con ejemplos de gestión exitosa que ilustran estos conceptos.

8.1. Identificación y Prevención de Crisis

Definición de Crisis en el Contexto Odontológico

Una crisis en el ámbito odontológico se refiere a cualquier situación que tenga el potencial de dañar la reputación de una clínica dental, interrumpir sus operaciones normales, o disminuir la confianza de los pacientes en sus servicios. Las crisis en odontología pueden variar en naturaleza y magnitud, pero comparten la característica común de afectar negativamente la percepción pública de la clínica, lo que a su vez puede impactar su viabilidad a largo plazo. A diferencia de otros sectores, donde una crisis puede ser manejada internamente sin un impacto significativo en la percepción pública, en odontología, la confianza del paciente es fundamental y puede erosionarse rápidamente si no se maneja correctamente una situación de crisis.

Las crisis pueden surgir de diversas fuentes, incluyendo errores médicos, insatisfacción del paciente, brechas de seguridad en los datos, o problemas relacionados con la ética y la legalidad del marketing dental. Estas situaciones, si no se gestionan de manera adecuada y rápida, pueden escalar y convertirse en problemas más grandes que no solo afecten la reputación de la clínica, sino también su sostenibilidad financiera y operativa. Según Fink (2021), una crisis no gestionada puede llevar a una pérdida significativa de confianza entre los pacientes, lo que a su vez puede resultar en la disminución del número de pacientes, una menor satisfacción general y, en última instancia, una reducción en los ingresos de la clínica.

Identificación de Potenciales Crisis

La identificación temprana de posibles crisis es fundamental para prevenir su escalada. En odontología, la capacidad de detectar señales de advertencia antes de que se conviertan en problemas críticos puede marcar la diferencia entre una gestión de crisis efectiva y una situación fuera de control. Algunos de los factores que pueden desencadenar una crisis en una clínica dental incluyen:

1. **Errores en el Tratamiento:** Procedimientos dentales que resultan en complicaciones inesperadas o insatisfacción del paciente pueden convertirse en una crisis si no se manejan adecuadamente. Los errores en el tratamiento pueden incluir desde diagnósticos incorrectos hasta la aplicación indebida de un tratamiento, lo que

puede resultar en daño físico o emocional para el paciente. Estos errores, si no se abordan con transparencia y rapidez, pueden llevar a litigios legales, cobertura negativa en los medios y una pérdida significativa de la confianza del paciente en la clínica. Coombs (2019) destaca la importancia de la transparencia y la comunicación rápida como elementos clave para mitigar los efectos de tales crisis.

2. **Problemas con la Calidad del Servicio:** Quejas sobre el trato recibido, tiempos de espera excesivos o instalaciones deficientes pueden deteriorar rápidamente la reputación de una clínica si no se abordan de manera proactiva. La calidad del servicio es un aspecto crítico en la percepción del paciente, y cualquier deficiencia en este ámbito puede resultar en una insatisfacción generalizada que se puede propagar rápidamente, especialmente en la era digital donde las reseñas en línea y las redes sociales amplifican las experiencias negativas. Mitroff & Anagnos (2020) sugieren que las clínicas deben implementar sistemas de retroalimentación continua para detectar y resolver estos problemas antes de que escalen.

3. **Controversias Éticas o Legales:** Prácticas cuestionables en marketing, uso indebido de testimonios de pacientes, o problemas con la privacidad y la confidencialidad de los datos pueden

desencadenar crisis que afectan la credibilidad de la clínica. En un entorno donde la ética y la legalidad son cruciales para mantener la confianza del paciente, cualquier infracción puede ser devastadora. Las controversias éticas, como la exageración de los beneficios de un tratamiento o la falta de transparencia en los costos, pueden llevar a una pérdida de credibilidad que es difícil de recuperar. Seeger (2020) enfatiza la importancia de mantener prácticas transparentes y adherirse a las regulaciones legales para evitar tales crisis.

4. **Crisis Externas:** Factores externos como desastres naturales, pandemias, o problemas económicos que afecten la operatividad de la clínica también pueden llevar a una crisis si no se gestionan con una estrategia clara. Estos factores, aunque fuera del control directo de la clínica, requieren una respuesta rápida y efectiva para minimizar su impacto. La pandemia de COVID-19 es un ejemplo claro de cómo un evento externo puede causar una disrupción significativa en las operaciones de una clínica dental, desde la reducción de personal hasta la implementación de nuevas medidas de seguridad que afectan la experiencia del paciente. Heath (2021) destaca la importancia de tener planes de contingencia y estrategias de comunicación preparadas para tales eventualidades.

Prevención de Crisis

Prevenir una crisis es más efectivo y menos costoso que gestionarla una vez que ocurre. La prevención de crisis en una clínica dental implica la implementación de prácticas y políticas que reduzcan el riesgo de que se produzcan situaciones problemáticas y la preparación del personal para manejar cualquier eventualidad de manera efectiva. Algunas estrategias clave para la prevención de crisis incluyen:

1. **Formación Continua del Personal:** Asegurar que todo el personal esté capacitado en las mejores prácticas de atención al paciente, manejo de quejas y respuesta a emergencias es fundamental para prevenir crisis. La formación continua permite que el personal esté al tanto de las últimas técnicas y protocolos, lo que reduce el riesgo de errores y mejora la capacidad de respuesta ante situaciones adversas. Fearn-Banks (2020) sugiere que la formación no debe limitarse a aspectos clínicos, sino que también debe incluir habilidades de comunicación, manejo del estrés y resolución de conflictos, para que el personal pueda manejar situaciones difíciles de manera efectiva.

2. **Políticas y Procedimientos Claros:** Establecer políticas claras sobre el manejo de problemas clínicos y no clínicos, así como procedimientos para la comunicación interna y externa en caso de crisis, es esencial para la prevención. Estas políticas deben

estar bien documentadas y ser accesibles para todo el personal, asegurando que todos comprendan sus roles y responsabilidades en caso de una crisis. Barton (2018) recomienda que las clínicas revisen y actualicen regularmente estas políticas para reflejar las mejores prácticas actuales y las lecciones aprendidas de experiencias anteriores.

3. **Monitoreo y Auditoría Regular:** La revisión continua de las prácticas clínicas, el feedback de los pacientes y el rendimiento operativo puede ayudar a identificar y abordar problemas potenciales antes de que se conviertan en crisis. Las auditorías regulares y el monitoreo proactivo permiten a la clínica detectar áreas de mejora y realizar ajustes antes de que surjan problemas. James (2019) sugiere que el uso de tecnologías avanzadas de monitoreo, como sistemas de gestión de calidad y herramientas de análisis de datos, puede mejorar significativamente la capacidad de una clínica para identificar riesgos y prevenir crisis.

4. **Gestión Proactiva de la Reputación Online:** Mantener una presencia online positiva y abordar rápidamente las reseñas negativas o comentarios en redes sociales puede prevenir la escalada de una situación adversa. La gestión de la reputación online es crítica en un mundo digital donde las opiniones de los pacientes pueden influir en la percepción pública de la clínica. Sisco (2019) enfatiza la

importancia de monitorear activamente las plataformas de redes sociales y las reseñas en línea, y de responder a los comentarios de manera oportuna y profesional para mantener la confianza del paciente y la reputación de la clínica.

8.2. Planes de Respuesta ante Crisis

Importancia de un Plan de Respuesta

Un plan de respuesta ante crisis es un componente esencial de la gestión de riesgos en cualquier organización, y las clínicas dentales no son una excepción. Un plan bien estructurado permite a la clínica responder de manera rápida, eficiente y coherente ante cualquier eventualidad, minimizando el impacto en la reputación y manteniendo la confianza de los pacientes. Regester & Larkin (2021) destacan que un plan de respuesta no solo es una herramienta reactiva, sino también un componente estratégico que puede fortalecer la resiliencia de la clínica ante futuras crisis.

Un plan de respuesta efectivo debe ser específico para la clínica, teniendo en cuenta sus particularidades, como el tamaño del equipo, los recursos disponibles y el perfil de los pacientes. Este plan debe ser revisado y actualizado regularmente para asegurar que sigue siendo relevante y efectivo ante cualquier tipo de crisis que pueda surgir.

Componentes Clave de un Plan de Respuesta ante Crisis

1. **Equipo de Gestión de Crisis:** Identificar y formar un equipo de gestión de crisis que incluya a líderes de la clínica, expertos en comunicación y asesores legales es crucial para una respuesta coordinada y efectiva. Este equipo debe estar compuesto por personas que tengan la autoridad para tomar decisiones rápidas y que comprendan las implicaciones tanto clínicas como reputacionales de

una crisis. Blythe (2018) sugiere que el equipo de gestión de crisis debe incluir un portavoz oficial que sea responsable de todas las comunicaciones externas, garantizando que los mensajes sean consistentes y alineados con los valores de la clínica.

2. **Procedimientos de Comunicación:** Establecer protocolos claros para la comunicación interna y externa durante una crisis es vital. Esto incluye determinar quién será el portavoz de la clínica, qué mensajes se transmitirán y a través de qué canales. La comunicación efectiva durante una crisis es esencial para mantener la confianza de los pacientes y el público. Lerbinger (2019) enfatiza que la transparencia y la honestidad son fundamentales en las comunicaciones de crisis, y que es preferible admitir un error y comunicar los pasos que se están tomando para solucionarlo, en lugar de intentar ocultarlo.

3. **Escenarios de Crisis y Respuestas:** Desarrollar escenarios de crisis potenciales y planes de acción específicos para cada uno permite a la clínica prepararse para diferentes tipos de emergencias. Estos planes deben incluir respuestas para situaciones clínicas, éticas, legales y de relaciones públicas. Smith (2020) recomienda que estos escenarios se basen en una evaluación de riesgos exhaustiva que considere tanto las crisis internas como las externas, y que los planes de acción sean

lo suficientemente flexibles para adaptarse a circunstancias cambiantes.

4. **Prácticas de Simulación y Entrenamiento:** Realizar simulacros y entrenamientos regulares basados en los escenarios de crisis identificados asegura que todo el personal esté preparado para actuar de manera efectiva y rápida. Los simulacros permiten al equipo de gestión de crisis practicar sus respuestas en un entorno controlado, identificar debilidades en el plan y mejorar su capacidad para manejar situaciones reales. Coombs (2019) sugiere que los simulacros deben incluir a todo el personal de la clínica y simular diferentes tipos de crisis para garantizar que todos comprendan sus roles y responsabilidades.

5. **Revisión y Actualización del Plan:** Un plan de respuesta ante crisis debe ser un documento vivo, revisado y actualizado regularmente para reflejar los cambios en la clínica, el entorno regulatorio y las mejores prácticas. Las lecciones aprendidas de crisis anteriores o de simulacros deben incorporarse en el plan para mejorarlo continuamente. Mitroff & Anagnos (2020) enfatizan que la actualización regular del plan es esencial para asegurar que sigue siendo relevante y efectivo en un entorno en constante cambio.

Implementación del Plan de Respuesta

La implementación efectiva de un plan de respuesta ante crisis requiere una comunicación clara y coherente con todos los interesados, incluyendo pacientes, empleados, proveedores y el público en general. Esto implica una coordinación cuidadosa y una ejecución rápida para minimizar el impacto de la crisis.

1. **Activación del Equipo de Crisis:** Una vez que se identifica una crisis, el equipo de gestión de crisis debe ser activado inmediatamente para evaluar la situación y tomar decisiones rápidas. Este equipo debe reunirse lo antes posible para discutir la situación, evaluar el nivel de riesgo y determinar las acciones inmediatas a seguir. Heath (2021) destaca la importancia de la rapidez en la activación del equipo de crisis, ya que las primeras horas de una crisis son críticas para controlar la narrativa y mitigar los daños.

2. **Comunicación Inmediata:** La primera comunicación es crucial y debe ser clara, directa y honesta. Es importante reconocer la situación, expresar empatía hacia los afectados y comunicar los pasos que se están tomando para resolver la crisis. Barton (2018) sugiere que la comunicación inmediata debe ser breve pero informativa, ofreciendo a los interesados la información esencial y asegurando que se mantengan informados a medida que la situación evoluciona.

3. **Monitoreo Continuo:** Durante la crisis, es esencial monitorear continuamente el desarrollo de los eventos y la respuesta pública, ajustando las estrategias de comunicación y respuesta según sea necesario. El monitoreo debe incluir tanto las redes sociales como los medios de comunicación tradicionales para detectar cualquier cambio en la percepción pública o en la situación en sí. Sisco (2019) enfatiza que el monitoreo continuo permite a la clínica reaccionar rápidamente a cualquier nueva información y ajustar su estrategia en consecuencia.

4. **Evaluación Post-Crisis:** Después de que la crisis ha sido manejada, es vital realizar una evaluación exhaustiva para identificar qué funcionó bien y qué áreas necesitan mejoras. Esta evaluación debe involucrar a todos los miembros del equipo de gestión de crisis y debe ser documentada para futuras referencias. Fearn-Banks (2020) sugiere que la evaluación post-crisis debe incluir una revisión de todas las comunicaciones, la efectividad de las decisiones tomadas y las lecciones aprendidas, que luego deben incorporarse en el plan de respuesta ante crisis para mejorar la preparación futura.

En conclusión, la gestión de crisis y la reputación online en odontología no solo son esenciales para la supervivencia de una clínica dental en tiempos de adversidad, sino también para su prosperidad a largo plazo. A través de la identificación proactiva de posibles crisis, la implementación de planes de respuesta efectivos y la gestión continua de la reputación online, las clínicas pueden fortalecer su resiliencia, mantener la confianza de los pacientes y asegurar su posición en un mercado cada vez más competitivo y exigente.

8.3. Gestión de la Reputación Online

Importancia de la Reputación Online en Odontología

En la era digital, la reputación online de una clínica dental es tan crítica como su reputación offline, y a menudo, incluso más. Con el creciente uso de internet y las redes sociales, los pacientes actuales y potenciales tienden a investigar en línea antes de tomar decisiones sobre su atención dental. Este comportamiento hace que la reputación online sea un factor decisivo en el éxito de una clínica. Las reseñas en sitios web especializados, los comentarios en redes sociales, y la información disponible en el sitio web de la clínica pueden influir significativamente en la percepción pública y en la decisión final del paciente (Jones & Robinson, 2019).

El concepto de reputación online en odontología abarca la percepción pública general de la clínica, basada en las experiencias compartidas por los pacientes y la imagen que la clínica proyecta en su presencia digital. Una reputación positiva puede atraer a nuevos pacientes, mientras que una negativa puede alejar a los existentes y potenciales, afectando directamente la rentabilidad y el crecimiento de la clínica. Dado el impacto que tiene la reputación online, es esencial que las clínicas dentales no solo monitoreen constantemente su presencia en línea, sino que también implementen estrategias proactivas para mantener y mejorar esta reputación.

Estrategias para Mantener una Reputación Online Positiva

1. **Monitoreo Activo de Reseñas y Comentarios:**

El monitoreo activo es el primer paso para gestionar la reputación online. Las clínicas deben utilizar herramientas de monitoreo online para rastrear las reseñas y comentarios en sitios web especializados en reseñas, redes sociales, foros y cualquier otro lugar donde los pacientes puedan compartir sus experiencias. Este monitoreo permite a la clínica estar al tanto de lo que se dice sobre ella y responder de manera proactiva, ya sea agradeciendo una reseña positiva o abordando una queja antes de que se convierta en un problema mayor (Sisco, 2019).

Herramientas como Google Alerts, Hootsuite, y plataformas específicas de reseñas dentales pueden ayudar a las clínicas a recibir notificaciones instantáneas sobre nuevas reseñas o menciones. Además de las reseñas, es fundamental monitorear las menciones de la clínica en redes sociales, ya que las conversaciones en estas plataformas pueden influir en la percepción pública de la clínica.

2. **Respuesta a Reseñas:**

Responder a las reseñas, tanto positivas como negativas, es una parte crucial de la gestión de la reputación online. Las respuestas deben ser personalizadas, educadas y enfocadas en resolver cualquier problema que se haya planteado. Responder a las reseñas muestra que la clínica valora el feedback de los pacientes y está comprometida con la mejora continua (James, 2019).

En el caso de reseñas positivas, la respuesta debe expresar gratitud y reforzar el compromiso de la clínica con la calidad del servicio. Para las reseñas negativas, la clínica debe responder de manera rápida y empática, ofreciendo soluciones o invitando al paciente a discutir el problema en privado para resolverlo de manera satisfactoria. Esta práctica no solo ayuda a resolver conflictos, sino que también muestra a otros pacientes que la clínica se preocupa por sus experiencias y está dispuesta a corregir cualquier error.

3. **Creación de Contenidos Positivos:**

La creación de contenido positivo y educativo es una estrategia efectiva para construir una reputación online sólida. Publicar artículos de blog, videos educativos, y actualizaciones en redes sociales sobre temas relevantes en odontología no solo demuestra la experiencia de la clínica, sino que también proporciona valor a los pacientes al educarlos sobre la salud dental (Jones & Robinson, 2019).

Este contenido también puede incluir historias de éxito de pacientes (con su consentimiento), demostraciones de procedimientos, y testimonios de pacientes satisfechos. Al crear y compartir contenido positivo regularmente, la clínica puede influir en la percepción pública y destacar aspectos positivos que tal vez no se mencionen en las reseñas tradicionales.

4. **Promoción de Reseñas Positivas:**

Animar a los pacientes satisfechos a dejar reseñas en línea es una estrategia efectiva para aumentar la cantidad de comentarios positivos, lo que a su vez puede mejorar la percepción general de la clínica. La promoción de reseñas positivas puede hacerse a través de recordatorios suaves durante las visitas, enviando correos electrónicos de seguimiento después de una cita, o incluso ofreciendo pequeños incentivos, como descuentos en tratamientos futuros (Smith, 2020).

Es importante que esta solicitud de reseñas se haga de manera ética y sin presionar al paciente, asegurando que las reseñas reflejen experiencias genuinas. Un volumen mayor de reseñas positivas puede ayudar a mitigar el impacto de cualquier reseña negativa y mejorar el ranking de la clínica en las búsquedas online.

Gestión de la Reputación Durante una Crisis

Durante una crisis, la gestión de la reputación online adquiere una importancia aún mayor. En tales momentos, la forma en que la clínica maneja su comunicación online puede determinar si la crisis se agrava o se mitiga. Las estrategias clave para gestionar la reputación online durante una crisis incluyen:

1. **Comunicación Transparente y Constante:**

Durante una crisis, es fundamental mantener una comunicación constante y transparente con los pacientes y el público en general. Esto ayuda a mitigar rumores y malentendidos que podrían dañar la reputación de la clínica. La clínica debe estar preparada para abordar la situación directamente, proporcionando actualizaciones regulares sobre el estado de la crisis y las acciones que se están tomando para resolverla (Lerbinger, 2019).

La transparencia en la comunicación implica admitir cualquier error cometido y explicar las medidas correctivas que se están implementando. Este enfoque ayuda a mantener la confianza de los pacientes y demuestra el compromiso de la clínica con la responsabilidad y la mejora continua.

2. **Control de Daños Digital:**

En casos donde la crisis genera comentarios o reseñas negativas, es crucial abordar estos problemas de manera inmediata y con un enfoque de resolución. Si es necesario, la clínica puede considerar publicar un comunicado oficial en su sitio web y redes sociales para aclarar la situación y explicar los pasos que se están tomando para resolver el problema (Coombs, 2019).

El control de daños digital también puede implicar trabajar con profesionales en relaciones públicas o gestión de crisis para manejar la situación de manera eficaz y minimizar el impacto en la reputación de la clínica. En algunos casos, puede ser necesario desactivar temporalmente los comentarios en redes sociales para evitar que la situación se salga de control, aunque esta medida debe ser manejada con cautela para no parecer que la clínica está evitando la responsabilidad.

3. **Evaluación Post-Crisis:**

Una vez que la crisis ha sido gestionada, es vital revisar el impacto en la reputación online y desarrollar estrategias para recuperar cualquier daño sufrido. Esto puede incluir campañas de marketing para resaltar los aspectos positivos de la clínica y reconstruir la confianza con los pacientes (Heath, 2021).

La evaluación post-crisis debe incluir un análisis detallado de cómo se manejó la situación, qué se podría haber hecho mejor, y qué lecciones se pueden aprender para futuras situaciones similares. Esta evaluación debe ser utilizada para ajustar y mejorar las estrategias de gestión de reputación online, asegurando que la clínica esté mejor preparada para manejar cualquier crisis futura.

8.4. Estrategias de Comunicación en Tiempos de Crisis

Comunicación Interna

La comunicación interna efectiva durante una crisis es esencial para asegurar que todo el personal esté alineado y sepa cómo manejar la situación. La forma en que se comunica con el equipo durante una crisis puede influir significativamente en cómo se maneja la situación, tanto internamente como en la percepción externa de la clínica. Las estrategias de comunicación interna clave incluyen:

1. **Actualizaciones Regulares:**

Proporcionar actualizaciones regulares al personal sobre el desarrollo de la crisis y las decisiones que se están tomando ayuda a mantener a todos informados y preparados para responder a las preguntas de los pacientes. Estas actualizaciones deben ser claras, directas y ofrecer la información necesaria para que el personal pueda realizar su trabajo de manera efectiva durante la crisis (Fearn-Banks, 2020).

Las actualizaciones regulares no solo mantienen al personal informado, sino que también ayudan a reducir la ansiedad y el estrés que pueden surgir durante una crisis. Saber que la situación está siendo manejada y que se están tomando medidas proactivas para resolverla puede proporcionar tranquilidad al equipo y mejorar la cohesión y la moral.

2. **Canales de Comunicación Claros:**

Establecer canales de comunicación claros, como reuniones de emergencia, boletines internos o grupos de mensajes, facilita la transmisión rápida de información crítica. Estos canales deben ser accesibles para todo el personal y permitir una comunicación bidireccional, donde los empleados puedan plantear preguntas o preocupaciones que puedan surgir durante la crisis (Smith, 2020).

La claridad en los canales de comunicación es fundamental para evitar confusiones y garantizar que todos los miembros del equipo reciban la misma información. Además, es importante que estos canales sean seguros y que la información compartida se mantenga confidencial, especialmente cuando la crisis implica datos sensibles.

3. **Instrucciones Específicas:**

Proporcionar instrucciones específicas sobre cómo manejar las interacciones con los pacientes durante la crisis, incluyendo respuestas a preguntas difíciles, asegura una comunicación coherente y profesional. Estas instrucciones deben estar alineadas con el plan de respuesta de la crisis y ser distribuidas a todo el personal para asegurar un enfoque uniforme (Mitroff & Anagnos, 2020).

Las instrucciones específicas también deben incluir cómo manejar las emociones de los pacientes y cómo mantener la calma bajo presión. Esto es crucial para garantizar que los pacientes sigan confiando en la clínica, incluso en medio de una crisis.

Comunicación Externa

La comunicación externa efectiva durante una crisis es crucial para mantener la confianza del paciente y la reputación de la clínica. Las estrategias de comunicación externa incluyen:

1. **Designación de un Portavoz:**

Designar a un portavoz oficial que sea responsable de todas las comunicaciones externas asegura que el mensaje de la clínica sea coherente y profesional. Este portavoz debe estar capacitado en comunicación de crisis y tener la autoridad necesaria para tomar decisiones rápidas en nombre de la clínica (Barton, 2018).

El portavoz debe ser alguien con una comprensión profunda de la situación y la capacidad de comunicarse de manera efectiva con diferentes audiencias, incluidos los pacientes, los medios de comunicación y otros interesados. Esta persona también debe estar preparada para manejar preguntas difíciles y mantener la calma bajo presión.

2. **Mensaje Clave y Consistente:**

Desarrollar un mensaje clave que explique la situación, exprese empatía y describa las acciones que se están tomando para resolver el problema ayuda a controlar la narrativa y a mantener la confianza del paciente. Este mensaje debe ser coherente en todas las plataformas de comunicación y debe ser revisado y aprobado por el equipo de gestión de crisis antes de su divulgación (Lerbinger, 2019).

Un mensaje clave claro y bien estructurado no solo informa al público, sino que también puede mitigar la especulación y los rumores. Es fundamental que este mensaje se comunique con transparencia y que no se omitan detalles críticos que podrían emerger más tarde y dañar la credibilidad de la clínica.

3. **Uso de Múltiples Canales:**

Utilizar múltiples canales de comunicación, como el sitio web de la clínica, redes sociales, correo electrónico y comunicados de prensa, garantiza que el mensaje llegue a la mayor audiencia posible. Es importante adaptar el mensaje a cada canal, teniendo en cuenta las características de la audiencia de cada uno (Jones & Robinson, 2019).

Por ejemplo, las redes sociales pueden ser utilizadas para proporcionar actualizaciones rápidas y responder a preguntas en tiempo real, mientras que el sitio web de la clínica puede ofrecer información más detallada y oficial sobre la crisis. El uso de múltiples canales también permite a la clínica llegar a diferentes segmentos de su audiencia y asegurar que todos estén informados.

4. **Escucha Activa y Respuesta Rápida:**

Monitorear las reacciones del público y responder rápidamente a preguntas y preocupaciones demuestra que la clínica está comprometida con la transparencia y la resolución de problemas. La escucha activa implica no solo monitorear las respuestas en tiempo real, sino también ajustar las estrategias de comunicación en función de la retroalimentación recibida (Sisco, 2019).

La capacidad de responder rápidamente y de manera adecuada a las preocupaciones del público es esencial para mantener la confianza durante una crisis. La escucha activa también permite a la clínica identificar rápidamente cualquier malentendido o información errónea que pueda estar circulando y corregirla antes de que cause más daño.

La gestión de crisis y la reputación online en odontología son aspectos esenciales para asegurar la longevidad y el éxito de una clínica dental. Las estrategias discutidas en este capítulo destacan la importancia de estar preparados, tanto en la identificación y prevención de crisis como en la implementación de planes de respuesta efectivos. Además, la gestión proactiva de la reputación online y la comunicación clara y coherente durante una crisis son fundamentales para mantener la confianza de los pacientes y proteger la imagen de la clínica.

Al aplicar estas estrategias, las clínicas dentales pueden no solo sobrevivir a las crisis, sino también salir fortalecidas de ellas, con una reputación reforzada y una mayor lealtad de los pacientes. La clave está en la preparación, la transparencia y la capacidad de adaptarse rápidamente a situaciones cambiantes, todo mientras se mantiene un enfoque constante en la calidad del servicio y la satisfacción del paciente.

8.5. Ejemplos de Gestión Exitosa de Crisis

La capacidad de una clínica dental para gestionar crisis de manera efectiva es un factor crucial que determina no solo la resiliencia de la clínica, sino también la confianza y lealtad de sus pacientes. A continuación, se presentan tres ejemplos detallados de gestión exitosa de crisis en clínicas dentales. Estos casos ilustran cómo la planificación, la comunicación y la acción decisiva pueden mitigar los efectos negativos de una crisis y, en algunos casos, incluso fortalecer la reputación de la clínica.

Caso 1: Clínica Dental XYZ y la Brecha de Seguridad de Datos

Contexto del Caso: En el año 2022, la Clínica Dental XYZ, una clínica dental de tamaño medio ubicada en una ciudad de Estados Unidos, experimentó una grave brecha de seguridad que comprometió la información personal y médica de cientos de sus pacientes. Los datos comprometidos incluían nombres, direcciones, números de seguro social, historiales médicos y detalles de seguros. Esta brecha de seguridad fue el resultado de un ciberataque dirigido a los sistemas de la clínica, que había pasado por alto actualizaciones críticas de software de seguridad.

Respuesta Inmediata: La Clínica Dental XYZ respondió a la brecha de seguridad con rapidez y decisión. Dentro de las primeras 24 horas después de descubrir la brecha, la clínica notificó a todos los pacientes afectados, tanto por correo electrónico como por correo postal. La notificación incluyó detalles sobre qué información había sido comprometida, las posibles implicaciones y las medidas que los pacientes podían tomar para protegerse. Además, la clínica informó de inmediato a las autoridades competentes, incluyendo la Oficina de Protección al Consumidor y la Oficina de Derechos Civiles del Departamento de Salud y Servicios Humanos de los Estados Unidos, cumpliendo con las normativas de notificación de brechas de datos de salud.

Medidas Correctivas: Además de la notificación, la Clínica Dental XYZ ofreció a los pacientes afectados un servicio gratuito de monitoreo de crédito durante un año, que incluía alertas de fraude y asesoramiento sobre protección de identidad. Para prevenir futuras brechas de seguridad, la clínica invirtió en la actualización de todos sus sistemas de seguridad informática, incluyendo la implementación de encriptación avanzada de datos, autenticación multifactor y capacitación adicional para todo el personal sobre la seguridad cibernética y la protección de datos.

Comunicación Transparente: La clínica mantuvo una comunicación transparente durante todo el proceso, publicando actualizaciones regulares en su sitio web y enviando correos electrónicos a los pacientes para mantenerlos informados sobre los pasos que estaban tomando para manejar la situación. También organizaron una sesión de preguntas y respuestas en línea donde los pacientes podían expresar sus preocupaciones y recibir respuestas directas del equipo de gestión de la clínica y de expertos en ciberseguridad.

Resultado: Gracias a la respuesta rápida y bien coordinada, la Clínica Dental XYZ logró mantener la confianza de la mayoría de sus pacientes. Aunque algunos pacientes se mostraron preocupados inicialmente, las medidas proactivas adoptadas por la clínica, como la oferta de monitoreo de crédito y la mejora de la seguridad, fueron vistas como pasos positivos que demostraban el compromiso de la clínica con la protección de la información de sus pacientes. A largo plazo, la reputación de la clínica no solo se mantuvo, sino que se fortaleció, ya que los pacientes apreciaron la transparencia y la responsabilidad con la que la clínica manejó la crisis.

Caso 2: Manejo de Quejas en Redes Sociales

Contexto del Caso: Una clínica dental bien establecida comenzó a notar un aumento en las quejas en redes sociales sobre sus servicios, particularmente sobre los largos tiempos de espera y un servicio al cliente percibido como deficiente. Las quejas en plataformas como Facebook, Google Reviews y Yelp se incrementaron significativamente, y algunas de ellas comenzaron a ganar tracción, atrayendo comentarios negativos adicionales y dañando la reputación online de la clínica.

Acciones Iniciales: En lugar de ignorar las quejas, la clínica adoptó un enfoque proactivo para abordar el problema. Se estableció un equipo dedicado de gestión de la reputación online que comenzó a monitorear las redes sociales de manera más agresiva. El equipo, compuesto por personal de relaciones públicas y servicio al cliente, fue entrenado para responder de manera profesional y rápida a todas las quejas, independientemente de la plataforma donde se publicaran.

Respuesta Proactiva: Cada queja recibida fue respondida con una disculpa inmediata por las experiencias negativas, junto con una oferta de contactar a los pacientes afectados directamente para resolver sus problemas. La clínica también comenzó a ofrecer descuentos en tratamientos futuros a los pacientes que habían tenido malas experiencias, como un gesto de buena voluntad. Además, la clínica implementó cambios en su sistema de programación para reducir los tiempos de espera y mejorar la eficiencia del servicio al cliente, incluyendo la contratación de personal adicional y la adopción de un nuevo software de gestión de citas que optimizó el flujo de pacientes.

Mejoras en la Comunicación: La clínica también mejoró su comunicación pública. Publicaron una serie de actualizaciones en sus perfiles de redes sociales y en su blog, explicando los cambios que estaban haciendo para abordar los problemas que habían surgido. También invitaron a los pacientes a compartir sus experiencias mejoradas, lo que ayudó a generar una nueva ola de reseñas positivas que contrarrestaron las quejas iniciales.

Resultado: La gestión proactiva y la comunicación abierta resultaron en una mejora significativa en la percepción pública de la clínica. Las quejas en redes sociales comenzaron a disminuir, y la clínica experimentó un aumento en las reseñas positivas que destacaban los cambios implementados. La rápida respuesta y la disposición a corregir los errores percibidos no solo resolvieron los problemas inmediatos, sino que también demostraron a los pacientes que la clínica valoraba su feedback y estaba comprometida con la mejora continua.

Caso 3: Respuesta a una Crisis de Salud Pública

Contexto del Caso: Durante la pandemia de COVID-19, muchas clínicas dentales se enfrentaron a desafíos relacionados con el cierre temporal, la reprogramación de citas y la implementación de nuevas medidas de seguridad para proteger a los pacientes y al personal. Una clínica dental exitosa, ubicada en un área urbana densamente poblada, se enfrentó a la incertidumbre de cómo manejar su operación mientras cumplía con las regulaciones sanitarias y mantenía la confianza de sus pacientes.

Plan de Comunicación: La clínica implementó un plan de comunicación exhaustivo que incluyó actualizaciones regulares a los pacientes sobre la situación y las medidas de seguridad que estaban tomando. Utilizaron múltiples canales, incluyendo correos electrónicos, mensajes de texto, su sitio web y redes sociales, para asegurar que los pacientes estuvieran informados sobre las políticas de la clínica, los cambios en la programación de citas y las nuevas opciones de consulta virtual.

Implementación de Consultas Virtuales: Para mantener la continuidad del cuidado dental, la clínica introdujo consultas virtuales para evaluar problemas dentales menores y realizar seguimientos de tratamientos en curso. Esta medida no solo permitió a los pacientes continuar recibiendo atención, sino que también minimizó la necesidad de visitas presenciales, reduciendo el riesgo de exposición al virus tanto para los pacientes como para el personal.

Medidas de Seguridad en la Clínica: Cuando la clínica reabrió para procedimientos presenciales, implementaron estrictas medidas de seguridad, incluyendo la desinfección frecuente de superficies, la reducción del número de pacientes en la sala de espera, el uso obligatorio de equipo de protección personal (EPP) para todo el personal, y el escalonamiento de citas para evitar el contacto entre pacientes. Estas medidas fueron comunicadas de manera efectiva a través de todos sus canales, asegurando a los pacientes que la clínica era un lugar seguro para recibir atención dental.

Resultado: La clínica no solo logró mantener su base de pacientes, sino que también atrajo a nuevos pacientes que estaban buscando una clínica que tomara en serio la seguridad durante la pandemia. La comunicación transparente y la disposición a adaptarse a la situación reforzaron la reputación de la clínica como un lugar seguro y confiable para recibir atención dental. A largo plazo, estas medidas no solo ayudaron a la clínica a sobrevivir durante la crisis, sino que también la posicionaron como líder en la comunidad dental por su enfoque proactivo y centrado en el paciente.

Los ejemplos presentados demuestran cómo una gestión de crisis efectiva, combinada con una comunicación clara y acciones decisivas, puede no solo mitigar el impacto negativo de una crisis, sino también fortalecer la reputación de una clínica dental. En cada caso, la clave del éxito fue la capacidad de la clínica para responder rápidamente, comunicarse de manera transparente y mostrar un compromiso genuino con la resolución de problemas y la mejora continua. Al aprender de estos ejemplos, otras clínicas dentales pueden desarrollar sus propias estrategias de gestión de crisis que les permitan navegar situaciones adversas de manera efectiva y mantener la confianza y lealtad de sus pacientes.

Conclusiones

La gestión de crisis y la reputación en el marketing odontológico requieren una planificación cuidadosa, una comunicación efectiva y una respuesta proactiva. Al identificar y prevenir posibles crisis, desarrollar y ejecutar planes de respuesta sólidos, y mantener una reputación online positiva, las clínicas dentales pueden navegar con éxito los desafíos y proteger su reputación. Además, el manejo efectivo de las crisis no solo mitiga el impacto negativo, sino que también puede fortalecer la confianza del paciente y mejorar la lealtad a largo plazo.

Parte IV: Implementación y Evaluación del Branding

Capítulo 9: Planificación y Ejecución de Estrategias de Branding

El branding en odontología es una herramienta fundamental para la diferenciación y el posicionamiento de una clínica dental en un mercado competitivo. Este capítulo se centrará en la planificación y ejecución de estrategias de branding, abordando cada uno de los componentes clave necesarios para desarrollar, implementar y evaluar un plan de branding integral y efectivo.

9.1. Desarrollo de un Plan de Branding Integral

Definición y Objetivos del Branding

El desarrollo de un plan de branding integral para una clínica dental es un proceso complejo que requiere una comprensión profunda de lo que significa el branding y cuáles son sus objetivos en el contexto odontológico. El branding, según Kotler y Keller (2016), es el proceso de creación y gestión de una marca con el objetivo de diferenciarla en el mercado, establecer una conexión emocional con los pacientes y generar lealtad. En una clínica dental, el branding no solo busca atraer nuevos pacientes, sino también retener a los existentes, mejorar la percepción de calidad y profesionalismo, y crear una identidad distintiva que resuene con los valores y necesidades de los pacientes.

El objetivo principal del branding en odontología es construir una marca fuerte y coherente que refleje la calidad de los servicios, la profesionalidad del equipo clínico, y la experiencia excepcional que los pacientes pueden esperar. Esto se traduce en la creación de una identidad que sea reconocible y confiable, que comunique los beneficios únicos de la clínica y que establezca una relación a largo plazo con los pacientes. Además, un branding efectivo también busca posicionar la clínica como líder en su comunidad, destacándose de la competencia no solo por la calidad de los tratamientos, sino también por la experiencia integral que ofrece a sus pacientes.

Análisis de la Situación

Un análisis exhaustivo de la situación actual de la clínica es el punto de partida para cualquier estrategia de branding. Este análisis debe incluir una evaluación interna y externa para entender el entorno en el que opera la clínica, sus fortalezas, debilidades, oportunidades y amenazas (análisis SWOT). La recopilación de datos cualitativos y cuantitativos es esencial para tomar decisiones estratégicas informadas.

Internamente, es importante evaluar aspectos como la calidad del servicio al paciente, la competencia del equipo clínico, la tecnología utilizada y la experiencia general que ofrece la clínica. Externamente, se debe analizar el mercado competitivo, identificar las tendencias del sector, evaluar las necesidades y expectativas de los pacientes y entender cómo se percibe actualmente la marca en comparación con sus competidores.

El análisis de la competencia es particularmente crucial, ya que permite identificar las fortalezas y debilidades de las clínicas rivales y encontrar oportunidades para diferenciarse. Esto puede incluir un estudio de las estrategias de marketing de los competidores, su presencia online, la experiencia del paciente que ofrecen, y las opiniones y reseñas de sus pacientes. Este conocimiento proporciona una base sólida para desarrollar una estrategia de branding que no solo compita, sino que también sobresalga en el mercado.

Definición del Público Objetivo

La definición del público objetivo es un componente crítico en el desarrollo de un plan de branding, ya que permite a la clínica dental enfocar sus esfuerzos de marketing en los segmentos de pacientes que son más relevantes para su negocio. En odontología, los pacientes pueden segmentarse en función de criterios demográficos (edad, género, nivel socioeconómico), psicográficos (estilo de vida, valores, actitudes) y de comportamiento (frecuencia de visitas, lealtad, respuesta a promociones).

Por ejemplo, una clínica que se especializa en tratamientos cosméticos podría enfocarse en un segmento de adultos jóvenes que buscan mejorar su apariencia estética, mientras que otra clínica que se especializa en tratamientos pediátricos podría dirigirse a familias con niños pequeños. Al comprender las características y necesidades de cada segmento, la clínica puede personalizar su mensaje de branding y crear campañas que resuenen de manera efectiva con sus pacientes objetivo.

Además, es importante considerar cómo los diferentes segmentos perciben la marca actualmente y cómo pueden responder a las estrategias de branding propuestas. Esto requiere un análisis de la percepción actual de la marca, que puede incluir encuestas a pacientes, entrevistas en profundidad, y análisis de las reseñas online. Al entender cómo se percibe la clínica, es posible ajustar la estrategia de branding para mejorar las percepciones y alinearlas con los objetivos de la clínica.

Creación de la Propuesta de Valor

La propuesta de valor es una declaración clara y convincente de los beneficios únicos que ofrece la clínica dental, y es uno de los pilares fundamentales del branding. La propuesta de valor debe responder a la pregunta: "¿Por qué deberían los pacientes elegir esta clínica sobre otras?" y debe basarse en los diferenciadores clave de la clínica, como la calidad del cuidado, la tecnología avanzada, la atención personalizada y la experiencia del paciente.

Desarrollar una propuesta de valor efectiva implica identificar los aspectos que hacen que la clínica sea única y que agregan valor real a los pacientes. Por ejemplo, si la clínica ofrece tratamientos de vanguardia con tecnología de última generación, esto debe destacarse en la propuesta de valor. Del mismo modo, si la clínica se distingue por su enfoque personalizado y su trato cercano con los pacientes, esto también debe reflejarse claramente.

La propuesta de valor no solo debe ser atractiva y relevante para los pacientes, sino que también debe ser auténtica y sostenible. Es decir, la clínica debe ser capaz de cumplir con las promesas que hace en su propuesta de valor, ya que cualquier discrepancia entre la expectativa creada y la realidad puede dañar la reputación de la clínica y erosionar la confianza de los pacientes.

Definición de la Identidad de Marca

La identidad de marca es el conjunto de elementos visuales y verbales que representan a la clínica dental y que la diferencian de sus competidores. Esta identidad abarca el nombre de la marca, el logotipo, la paleta de colores, la tipografía, el diseño del sitio web, el tono de voz y los mensajes clave. Una identidad de marca bien diseñada ayuda a crear una percepción positiva y profesional de la clínica en la mente de los pacientes y facilita el reconocimiento y la recordación de la marca.

El proceso de definición de la identidad de marca comienza con la creación de un logotipo que sea simple, memorable y representativo de los valores de la clínica. El logotipo debe ser versátil, de manera que pueda ser utilizado en diferentes formatos y plataformas, desde la señalización de la clínica hasta los perfiles de redes sociales y el material de marketing.

La paleta de colores y la tipografía también juegan un papel crucial en la identidad de marca. Los colores deben ser seleccionados en función de la psicología del color y cómo estos afectan las percepciones de los pacientes. Por ejemplo, el azul se asocia comúnmente con la confianza y la profesionalidad, mientras que el verde puede evocar sensaciones de salud y bienestar. La tipografía debe ser legible y profesional, alineada con el tono de la marca.

El tono de comunicación, por otro lado, debe reflejar la personalidad de la marca y ser coherente en todos los canales de comunicación. Si la clínica busca posicionarse como amigable y accesible, el tono debe ser cercano y empático. Si el enfoque es más en la profesionalidad y la innovación, el tono debe ser más formal y técnico.

Estrategias de Comunicación

Las estrategias de comunicación son fundamentales para transmitir la identidad de marca y la propuesta de valor a los pacientes. Esto incluye la selección de los canales de comunicación adecuados y el desarrollo de mensajes de marca consistentes y persuasivos. La comunicación debe ser clara, auténtica y centrada en el paciente, destacando los beneficios y la calidad del cuidado que ofrece la clínica.

En la era digital, el sitio web de la clínica es a menudo el primer punto de contacto entre la marca y el paciente, por lo que debe estar bien diseñado, ser fácil de navegar y contener toda la información relevante de manera clara y accesible. Las redes sociales también juegan un papel crucial, ya que permiten a la clínica interactuar directamente con los pacientes, compartir contenido relevante y construir una comunidad en torno a la marca.

La publicidad, tanto digital como tradicional, es otro componente clave de las estrategias de comunicación. La publicidad digital, que incluye anuncios en redes sociales, Google Ads y marketing de contenido, permite una segmentación precisa y un alcance efectivo. La publicidad tradicional, como anuncios en radio, televisión o revistas locales, puede ser igualmente efectiva, especialmente para llegar a segmentos de pacientes que pueden no estar tan presentes en el mundo digital.

Finalmente, las relaciones públicas y las alianzas estratégicas con otras organizaciones de la comunidad también son importantes para construir y mantener una reputación positiva. Participar en eventos comunitarios, ofrecer charlas educativas sobre salud dental o colaborar con otras entidades de salud puede ayudar a fortalecer la presencia de la clínica en la comunidad y a posicionarla como un líder en su campo.

9.2. Asignación de Recursos y Presupuesto

Importancia de la Asignación de Recursos

La asignación adecuada de recursos y presupuesto es un aspecto esencial en la implementación efectiva de un plan de branding. El éxito de una estrategia de branding depende en gran medida de cómo se gestionan los recursos disponibles, incluyendo los recursos financieros, humanos y tecnológicos. Una planificación cuidadosa asegura que los recursos se utilicen de manera eficiente, maximizando el impacto de las actividades de branding y evitando el desperdicio de recursos.

Es fundamental que la clínica asigne los recursos necesarios para todas las fases del branding, desde el desarrollo de la identidad de marca hasta la ejecución de campañas de marketing y la evaluación de los resultados. La asignación de recursos debe estar alineada con los objetivos estratégicos de la clínica, priorizando las actividades que tendrán un mayor impacto en el posicionamiento de la marca y en la captación y retención de pacientes.

Además, la asignación de recursos debe ser flexible para adaptarse a cambios en el entorno de mercado o en las necesidades de la clínica. Esto implica la capacidad de ajustar el presupuesto y reasignar recursos según sea necesario, asegurando que la clínica pueda responder de manera efectiva a nuevas oportunidades o desafíos.

Estimación de Costos

La estimación de costos es un paso crítico en la asignación de recursos, ya que proporciona una guía clara sobre cuánto costará implementar las actividades de branding y ayuda a establecer un presupuesto realista. La estimación de costos debe ser lo más precisa posible, considerando todos los gastos asociados con las actividades de branding, tanto a corto como a largo plazo.

Los costos asociados con el branding pueden incluir el diseño de la identidad visual (logotipo, paleta de colores, tipografía), la producción de materiales de marketing (folletos, tarjetas de presentación, señalización), la creación y mantenimiento del sitio web, la gestión de redes sociales, la publicidad digital y tradicional, y las campañas promocionales. También es importante considerar los costos de contratación de personal especializado, como diseñadores gráficos, expertos en marketing digital y consultores de branding.

Además, es fundamental prever un presupuesto para gastos continuos, como la actualización de materiales de marketing, el mantenimiento del sitio web, la gestión de redes sociales y la realización de campañas publicitarias periódicas. Esto asegura que la marca se mantenga relevante y que las estrategias de branding puedan adaptarse a los cambios en el mercado o en las necesidades de los pacientes.

Asignación de Recursos Humanos

El éxito de un plan de branding depende en gran medida del equipo de personas que lo implementa. Es crucial asignar roles y responsabilidades claras a los miembros del equipo, asegurando que todos comprendan sus funciones y trabajen de manera coordinada hacia los objetivos comunes. Esto puede incluir la contratación de especialistas en marketing, diseñadores gráficos, gestores de redes sociales y personal de atención al paciente.

Un equipo de branding efectivo debe ser multidisciplinario, combinando habilidades creativas, técnicas y analíticas. Los especialistas en marketing pueden desarrollar y ejecutar estrategias de comunicación, los diseñadores gráficos pueden crear y mantener la identidad visual de la marca, y los gestores de redes sociales pueden interactuar con los pacientes y construir la presencia online de la clínica. Además, es importante que el personal de atención al paciente esté alineado con los valores de la marca y sea capaz de comunicar eficazmente la propuesta de valor de la clínica en cada interacción con los pacientes.

La formación y el desarrollo continuo del equipo también son cruciales. El personal debe estar al tanto de las últimas tendencias en branding y marketing, así como de las mejores prácticas en la gestión de la experiencia del paciente. Invertir en la formación del equipo no solo mejora la implementación de las estrategias de branding, sino que también contribuye a la retención de talento y a la mejora de la calidad del servicio.

Utilización de Tecnología

La tecnología juega un papel vital en la implementación de estrategias de branding, facilitando la gestión de las actividades de marketing, la automatización de procesos y la medición del rendimiento. La inversión en tecnología adecuada asegura que la clínica pueda mantenerse competitiva y responder rápidamente a las tendencias y cambios en el mercado.

Las herramientas y software de gestión de marketing, como los sistemas de gestión de relaciones con clientes (CRM), pueden ayudar a centralizar la información de los pacientes, personalizar las comunicaciones y optimizar las campañas de marketing. Los sistemas de análisis de datos permiten medir el rendimiento de las campañas de branding, identificar áreas de mejora y tomar decisiones informadas basadas en datos.

Además, la tecnología de automatización de marketing puede aumentar la eficiencia al permitir que la clínica realice tareas repetitivas de manera automática, como el envío de correos electrónicos de seguimiento, la programación de publicaciones en redes sociales o la personalización de mensajes publicitarios. Esto no solo ahorra tiempo, sino que también asegura que las comunicaciones de la marca sean consistentes y oportunas.

La tecnología también facilita la medición y evaluación del impacto de las estrategias de branding. Las herramientas de análisis web, como Google Analytics, pueden proporcionar información detallada sobre el tráfico del sitio web, el comportamiento de los usuarios y la efectividad de las campañas publicitarias. Del mismo modo, las herramientas de gestión de redes sociales pueden ofrecer métricas sobre la interacción con los pacientes, el alcance de las publicaciones y la percepción de la marca.

En conclusión, la planificación y ejecución de estrategias de branding en odontología requiere una combinación de análisis estratégico, creatividad, gestión eficiente de recursos y una comprensión profunda de las necesidades y expectativas de los pacientes. Al desarrollar un plan de branding integral, las clínicas dentales pueden diferenciarse en un mercado competitivo, construir una marca fuerte y coherente, y establecer relaciones duraderas y significativas con sus pacientes. La asignación adecuada de recursos y presupuesto, junto con la utilización de tecnología avanzada, asegura que las estrategias de branding se implementen de manera efectiva y que la clínica pueda adaptarse a los cambios en el entorno de mercado, manteniendo su relevancia y competitividad a largo plazo.

9.3. Implementación de Campañas de Branding

Planificación de Campañas

La planificación de campañas de branding es un proceso estratégico que requiere un enfoque meticuloso y bien estructurado. Es en esta fase donde se definen las acciones específicas que permitirán a la clínica dental alcanzar sus objetivos de branding. La planificación debe comenzar con la creación de un calendario detallado que abarque todas las actividades y tácticas necesarias para ejecutar las estrategias de branding de manera efectiva. Este calendario debe incluir fechas clave, asignación de responsabilidades, recursos necesarios y un plan de contingencia para posibles imprevistos.

La planificación de campañas puede abordar diversas iniciativas, desde el lanzamiento de la marca, la introducción de nuevos servicios o promociones estacionales, hasta la organización de eventos comunitarios o la implementación de campañas en redes sociales y publicidad digital. Cada una de estas campañas debe ser diseñada con un objetivo claro en mente. Por ejemplo, una campaña de lanzamiento de marca puede centrarse en aumentar el reconocimiento de la clínica en la comunidad, mientras que una promoción estacional podría enfocarse en incrementar la demanda de ciertos tratamientos durante un periodo específico.

Es crucial que durante la planificación se defina claramente el público objetivo de cada campaña. Esto implica segmentar a los pacientes según criterios como edad, intereses, necesidades de salud dental, y comportamientos de consumo. Una segmentación adecuada permite que los mensajes de la campaña sean más relevantes y efectivos, lo que aumenta la probabilidad de que los pacientes respondan positivamente.

Además, el mensaje de marca que se comunique en cada campaña debe ser coherente y alineado con la identidad de la clínica. Esto significa que todos los materiales de la campaña, desde los anuncios en redes sociales hasta los folletos impresos y la señalización en la clínica, deben reflejar los mismos valores y estética visual que la marca ha establecido. La coherencia en el mensaje y la identidad de la marca es clave para construir una percepción sólida y positiva en la mente de los pacientes.

Un aspecto importante en la planificación de campañas es la consideración del presupuesto. Es necesario determinar cuánto se invertirá en cada campaña y cómo se distribuirán los recursos. Esto incluye costos de diseño gráfico, producción de materiales, compra de medios publicitarios, gestión de redes sociales, entre otros. Es vital que el presupuesto sea realista y que se ajuste a los recursos disponibles de la clínica, asegurando que cada inversión tenga un retorno significativo.

Finalmente, es esencial que el plan de campaña incluya mecanismos para el seguimiento y la medición de resultados. Establecer indicadores clave de rendimiento (KPI) desde el principio permitirá evaluar el éxito de la campaña y realizar ajustes en tiempo real si es necesario. Esto garantiza que las campañas de branding no solo se ejecuten de manera eficiente, sino que también cumplan con los objetivos establecidos.

Ejecución de Campañas

Una vez que la planificación está completa, la siguiente fase es la ejecución de las campañas de branding. Esta fase es crucial, ya que es donde las estrategias se ponen en práctica y comienzan a generar resultados visibles. La ejecución efectiva de una campaña de branding requiere una coordinación precisa entre todos los miembros del equipo, así como una supervisión constante para asegurarse de que todas las actividades se realicen según lo planificado.

Es fundamental seguir el calendario de campaña previamente establecido y asegurarse de que todas las actividades se desarrollen según el cronograma. Esto incluye la creación y distribución de materiales de marketing, la publicación de contenido en redes sociales, la colocación de anuncios en medios digitales y tradicionales, y la organización de eventos si los hubiera. Cada actividad debe ser monitoreada de cerca para asegurar que se esté ejecutando de acuerdo con los estándares de calidad de la clínica y que esté alineada con los objetivos de la campaña.

La comunicación constante dentro del equipo es otro factor clave en la ejecución de campañas. Es importante que todos los miembros del equipo estén informados y alineados con las metas de la campaña, y que haya un flujo continuo de información sobre el progreso y cualquier problema que pueda surgir. Las reuniones regulares y los informes de seguimiento pueden ser útiles para mantener a todo el equipo enfocado y para abordar cualquier desafío de manera proactiva.

Durante la ejecución de la campaña, también es importante ser flexible y estar preparado para hacer ajustes según sea necesario. Las condiciones del mercado pueden cambiar, y las respuestas de los pacientes pueden no ser las esperadas. En estos casos, es vital que la clínica esté dispuesta a adaptar su enfoque, ya sea ajustando el mensaje, cambiando el canal de comunicación o redistribuyendo el presupuesto. La capacidad de responder rápidamente a los cambios y de realizar ajustes en tiempo real es un factor que puede determinar el éxito o fracaso de una campaña de branding.

Integración Multicanal

En la era digital, la integración multicanal se ha convertido en una necesidad para cualquier campaña de branding exitosa. La integración multicanal implica asegurar que el mensaje de marca sea consistente y coherente en todos los puntos de contacto con los pacientes. Esto significa que el mensaje debe ser uniforme tanto en el sitio web de la clínica, como en las redes sociales, la publicidad digital, los correos electrónicos, los materiales impresos y las interacciones en la clínica.

Una experiencia de marca integrada refuerza la identidad de la clínica y crea una percepción positiva en la mente de los pacientes. Cuando los pacientes reciben el mismo mensaje en diferentes canales, es más probable que lo recuerden y que asocien la clínica con los valores y beneficios que se están comunicando. Por ejemplo, si una clínica promueve su enfoque en la atención personalizada, este mensaje debe estar presente tanto en sus publicaciones en redes sociales como en los folletos informativos, las conversaciones en la clínica y la publicidad online.

La integración multicanal también permite llegar a los pacientes en diferentes momentos y en diferentes contextos. Algunos pacientes pueden interactuar más con la clínica a través de redes sociales, mientras que otros pueden preferir el correo electrónico o la visita al sitio web. Al asegurar que el mensaje sea consistente en todos estos canales, la clínica puede aumentar su alcance y asegurar que su branding sea efectivo en todas las etapas del ciclo de vida del paciente.

La implementación de una estrategia de integración multicanal también requiere una planificación cuidadosa y el uso de tecnología adecuada. Las herramientas de automatización de marketing, por ejemplo, pueden ayudar a coordinar las actividades en diferentes canales y asegurar que el mensaje de la campaña se publique de manera sincronizada en todas las plataformas. Además, el seguimiento y análisis de datos multicanal permite a la clínica evaluar el rendimiento de la campaña en cada canal y ajustar su estrategia según sea necesario.

9.4. Evaluación y Ajuste de Estrategias

Importancia de la Evaluación

La evaluación de las estrategias de branding es un paso crucial que permite medir la efectividad de las campañas y determinar si se están alcanzando los objetivos establecidos. La evaluación debe ser un proceso continuo que no solo se realice al final de una campaña, sino que se integre en cada fase de la implementación para garantizar que las tácticas sean ajustadas a medida que la campaña avanza.

La evaluación implica la recopilación y análisis de datos cuantitativos y cualitativos para evaluar el rendimiento de las campañas y las actividades de branding. Los datos cuantitativos, como el número de visitantes al sitio web, la tasa de conversión de clientes potenciales, el alcance de las publicaciones en redes sociales y las tasas de respuesta de los correos electrónicos, proporcionan una medida clara y objetiva del impacto de las estrategias. Por otro lado, los datos cualitativos, como las encuestas de satisfacción del paciente y los comentarios en redes sociales, ofrecen una comprensión más profunda de cómo se percibe la marca y cómo los pacientes interactúan con ella.

La evaluación regular permite identificar áreas de mejora y hacer ajustes necesarios para optimizar las estrategias de branding. Si una campaña no está generando los resultados esperados, la evaluación permite a la clínica identificar las razones detrás de esto y ajustar la estrategia en consecuencia. Por ejemplo, si una campaña en redes sociales no está logrando el nivel de interacción deseado, la clínica puede analizar el contenido, el momento de las publicaciones o los segmentos de audiencia objetivo para mejorar el rendimiento.

Además, la evaluación también ayuda a la clínica a entender el retorno de la inversión (ROI) de las estrategias de branding. Al comparar los costos de la campaña con los beneficios obtenidos, como el aumento en la captación de pacientes o la mejora en la lealtad de los pacientes existentes, la clínica puede tomar decisiones informadas sobre cómo asignar recursos en futuras campañas.

Indicadores Clave de Rendimiento (KPI)

Los indicadores clave de rendimiento (KPI) son métricas específicas que se utilizan para medir el éxito de las estrategias de branding. Los KPI deben estar alineados con los objetivos generales de la clínica y deben ser medibles, relevantes y alcanzables. Algunos KPI relevantes en el contexto del branding odontológico incluyen:

- **Reconocimiento de Marca:** Medir el nivel de reconocimiento de la marca entre los pacientes y la comunidad es esencial para entender cuán visible y memorable es la clínica. Esto puede incluir encuestas de reconocimiento de marca, análisis de menciones en redes sociales y tráfico directo al sitio web.

- **Fidelidad del Paciente:** Evaluar la tasa de retención de pacientes y su lealtad hacia la clínica es crucial para medir el éxito a largo plazo del branding. Esto puede incluir el seguimiento de la tasa de pacientes recurrentes, la duración de la relación con los pacientes y el número de referencias recibidas de pacientes existentes.

- **Satisfacción del Paciente:** Medir la satisfacción de los pacientes a través de encuestas y feedback es fundamental para entender cómo se percibe la experiencia del paciente y qué aspectos de la clínica pueden necesitar mejora.

- **Interacción en Redes Sociales:** Analizar el compromiso y la interacción de los pacientes en las plataformas de redes sociales proporciona una medida del éxito de las campañas de branding online. Esto puede incluir el seguimiento de métricas como el número de seguidores, el nivel de interacción con las publicaciones (comentarios, compartidos, likes) y el alcance de las campañas publicitarias.

- **Tráfico del Sitio Web:** Evaluar el número de visitantes y la calidad del tráfico en el sitio web de la clínica permite medir el impacto de las campañas digitales. Las métricas clave incluyen la tasa de conversión de visitantes a pacientes, la duración de las visitas y las páginas vistas por sesión.

Análisis de Resultados y Optimización

El análisis de resultados es un proceso crítico que implica la comparación de los KPI con los objetivos establecidos para determinar el éxito de las estrategias de branding. Es importante realizar un análisis exhaustivo que no solo evalúe si se alcanzaron los objetivos, sino que también identifique las tácticas que fueron más efectivas y las áreas que necesitan ajustes.

El análisis de resultados permite a la clínica identificar patrones y tendencias que pueden informar decisiones futuras. Por ejemplo, si una campaña en particular generó un alto nivel de interacción en redes sociales pero no se tradujo en un aumento significativo de pacientes nuevos, esto podría indicar la necesidad de ajustar el llamado a la acción o de mejorar la integración entre las campañas online y las actividades en la clínica.

La optimización continua es clave para mantener la relevancia y efectividad de las estrategias de branding. Esto implica realizar ajustes en tiempo real durante la ejecución de las campañas y refinar las estrategias basándose en los resultados obtenidos. La optimización puede incluir cambios en los mensajes de marca, la reorientación de las audiencias objetivo, la redistribución del presupuesto o la implementación de nuevas tácticas basadas en las tendencias del mercado.

Retroalimentación y Mejora Continua

La retroalimentación de los pacientes y del personal es una fuente valiosa de información para la mejora continua de las estrategias de branding. Escuchar las opiniones y sugerencias permite identificar áreas de mejora y desarrollar soluciones que mejoren la experiencia del paciente y la efectividad de las campañas de branding.

Recopilar retroalimentación regularmente, ya sea a través de encuestas, entrevistas o comentarios en redes sociales, permite a la clínica mantenerse conectada con las necesidades y expectativas de los pacientes. Esta información es crucial para ajustar las estrategias de branding y asegurar que la clínica continúe ofreciendo un valor significativo a sus pacientes.

Además, la implementación de un ciclo de mejora continua asegura que la clínica se mantenga competitiva y centrada en el paciente. Esto implica revisar y actualizar las estrategias de branding de manera regular, basándose en la retroalimentación recibida, los cambios en el entorno de mercado y las nuevas oportunidades que puedan surgir. Al hacerlo, la clínica no solo mejora su posición en el mercado, sino que también fortalece su relación con los pacientes, generando lealtad y confianza a largo plazo.

En conclusión, la implementación y evaluación de estrategias de branding en odontología es un proceso dinámico que requiere una planificación cuidadosa, una ejecución precisa, una integración multicanal efectiva, y una evaluación continua. Al enfocarse en estos aspectos, las clínicas dentales pueden construir una marca fuerte y coherente que no solo atraiga a nuevos pacientes, sino que también genere lealtad y satisfacción entre los pacientes existentes. La optimización y la mejora continua son esenciales para mantener la relevancia de la marca en un entorno competitivo y en constante evolución.

9.5. Herramientas y Software para la Gestión de Branding

En el ámbito de la odontología, como en cualquier otro sector, la gestión efectiva del branding es esencial para diferenciarse de la competencia y construir una conexión sólida con los pacientes. Para lograrlo, es crucial contar con un conjunto de herramientas y software que faciliten la planificación, ejecución y evaluación de las estrategias de branding. Estas herramientas no solo optimizan el proceso de gestión del marketing, sino que también permiten personalizar la experiencia del paciente, mejorar la eficiencia operativa y obtener insights valiosos para la toma de decisiones.

Herramientas de Gestión de Marketing

Plataformas de Gestión de Redes Sociales

Las redes sociales se han convertido en un componente integral de las estrategias de branding en la odontología. Estas plataformas no solo sirven para promocionar servicios, sino que también permiten interactuar directamente con los pacientes, construir una comunidad y reforzar la identidad de marca. Sin embargo, gestionar múltiples cuentas en redes sociales puede ser un desafío, especialmente cuando se busca mantener la consistencia del mensaje y la identidad visual.

Herramientas como **Hootsuite** y **Buffer** son esenciales para la gestión eficaz de redes sociales. Estas plataformas permiten programar publicaciones con antelación, lo que asegura que el contenido se publique en los momentos óptimos para alcanzar al público objetivo. Además, estas herramientas facilitan la gestión de múltiples cuentas desde un único panel de control, lo que ahorra tiempo y reduce la posibilidad de errores.

Hootsuite, por ejemplo, ofrece capacidades avanzadas de monitoreo que permiten rastrear menciones de la clínica en redes sociales, analizar la interacción del público con las publicaciones y medir el impacto de las campañas en tiempo real. Esta capacidad de monitoreo es crucial para identificar rápidamente cualquier problema o tendencia emergente y ajustar las estrategias en consecuencia. Buffer, por otro lado, es conocido por su interfaz intuitiva y su enfoque en la programación de contenido, lo que lo convierte en una excelente opción para clínicas que buscan simplicidad y eficiencia.

Software de Automatización de Marketing

La automatización del marketing es una tendencia creciente en la gestión de branding, ya que permite a las clínicas dental mantener una comunicación constante y personalizada con los pacientes sin necesidad de intervención manual continua. Plataformas como **HubSpot** y **Marketo** son líderes en este campo, ofreciendo soluciones integrales que abarcan desde la gestión de correos electrónicos y la segmentación de audiencias hasta el análisis detallado de las campañas.

HubSpot es particularmente valioso para las clínicas que desean centralizar todas sus actividades de marketing en una única plataforma. Ofrece herramientas para la creación de correos electrónicos automatizados, la gestión de contactos, el seguimiento de leads y la personalización del contenido en función de los comportamientos de los usuarios. Además, HubSpot proporciona análisis detallados que permiten a las clínicas evaluar la eficacia de sus campañas y hacer ajustes basados en datos reales.

Marketo, por su parte, es una plataforma más orientada a la personalización y segmentación avanzada. Permite a las clínicas crear flujos de trabajo automatizados que se activan en función de las acciones de los pacientes, como la visita a una página web específica o la apertura de un correo electrónico. Esta capacidad de automatización permite a las clínicas mantener una comunicación relevante y oportuna con los pacientes, lo que puede aumentar la tasa de conversión y mejorar la experiencia general del paciente.

Sistemas de Gestión de Contenidos (CMS)

El contenido es el núcleo de cualquier estrategia de branding efectiva, y la gestión de ese contenido debe ser eficiente y flexible. Los Sistemas de Gestión de Contenidos (CMS) como **WordPress** y **Joomla** son esenciales para las clínicas dentales que desean mantener un sitio web dinámico, fácil de navegar y optimizado para los motores de búsqueda.

WordPress es uno de los CMS más populares debido a su flexibilidad y la amplia gama de plugins disponibles que permiten personalizar el sitio web según las necesidades específicas de la clínica. Con WordPress, las clínicas pueden gestionar su contenido de manera sencilla, actualizando información, publicando blogs y optimizando páginas para

SEO sin necesidad de conocimientos técnicos avanzados. Además, WordPress es compatible con una variedad de herramientas de análisis y marketing que pueden integrarse para mejorar la funcionalidad del sitio web.

Joomla ofrece una solución similar, aunque está más orientado a usuarios que requieren una estructura más compleja y robusta para su sitio web. Es ideal para clínicas que necesitan gestionar una gran cantidad de contenido o que desean incluir funcionalidades avanzadas como foros, sistemas de reservas en línea o integraciones con otros software de gestión. Al igual que WordPress, Joomla también es altamente personalizable y puede ser optimizado para SEO, lo que es crucial para mejorar la visibilidad en línea de la clínica.

Análisis de Datos y CRM

El análisis de datos y la gestión de relaciones con los clientes (CRM) son componentes fundamentales de una estrategia de branding exitosa. Estos sistemas permiten a las clínicas dentales recopilar, analizar y utilizar datos para mejorar la experiencia del paciente, optimizar las estrategias de marketing y tomar decisiones informadas.

Sistemas de Gestión de Relaciones con el Cliente (CRM)

Los CRM, como **Salesforce** y **Zoho**, son herramientas indispensables para gestionar la información del paciente, realizar un seguimiento de las interacciones y analizar patrones de comportamiento. Estos sistemas centralizan todos los datos relevantes sobre los pacientes, incluyendo historiales de tratamiento, preferencias de comunicación y respuestas a campañas de marketing, lo que facilita una gestión más efectiva y personalizada.

Salesforce es una de las plataformas CRM más robustas y versátiles, utilizada por empresas de todos los tamaños en una amplia gama de industrias, incluida la odontología. Salesforce permite a las clínicas crear perfiles detallados de cada paciente, segmentar su base de datos para campañas de marketing específicas y automatizar muchas de las interacciones diarias, como recordatorios de citas y seguimientos post-tratamiento. Además, Salesforce ofrece capacidades avanzadas de análisis que permiten a las clínicas evaluar la eficacia de sus esfuerzos de marketing y hacer ajustes en tiempo real.

Zoho CRM es otra opción popular, especialmente para clínicas que buscan una solución más asequible pero igualmente poderosa. Zoho CRM ofrece una amplia gama de funcionalidades, desde la gestión de contactos hasta la automatización de ventas y marketing. Su interfaz intuitiva y la posibilidad de integrarse con otras herramientas de Zoho lo convierten en una opción atractiva para clínicas que desean un CRM que pueda crecer con su negocio.

Análisis de Datos

El análisis de datos es una herramienta poderosa que permite a las clínicas dentales comprender mejor a sus pacientes y optimizar sus estrategias de branding. Al analizar datos de comportamiento, como las interacciones en el sitio web, las respuestas a correos electrónicos y las actividades en redes sociales, las clínicas pueden obtener insights valiosos sobre lo que funciona y lo que no, y ajustar sus estrategias en consecuencia.

Herramientas como **Google Analytics** son esenciales para monitorear y analizar el tráfico del sitio web. Google Analytics proporciona datos detallados sobre el comportamiento de los usuarios, incluyendo qué páginas visitan, cuánto tiempo permanecen en el sitio y qué acciones realizan. Esta información es crucial para entender qué partes del sitio web son más efectivas y cuáles necesitan mejoras. Además, Google Analytics permite realizar un seguimiento del rendimiento de las campañas de marketing digital, lo que ayuda a optimizar el retorno de la inversión (ROI).

Para un análisis más profundo, las clínicas pueden utilizar herramientas como **Tableau** o **Microsoft Power BI**. Estas plataformas de análisis de datos permiten visualizar datos complejos de manera clara y comprensible, lo que facilita la identificación de tendencias y patrones. Con estas herramientas, las clínicas pueden realizar análisis avanzados que revelen insights sobre la efectividad de las estrategias de branding y la experiencia del paciente.

Herramientas de Evaluación y Monitoreo

La evaluación y el monitoreo son esenciales para medir el rendimiento de las estrategias de branding en tiempo real y para realizar ajustes basados en datos precisos. Las herramientas de evaluación y monitoreo permiten a las clínicas rastrear el impacto de sus campañas, analizar la interacción del paciente y responder rápidamente a cualquier cambio en el entorno de marketing.

Google Analytics

Google Analytics, como se mencionó anteriormente, es una herramienta fundamental para monitorear el tráfico del sitio web y analizar el comportamiento del usuario. Proporciona una visión detallada de cómo los pacientes interactúan con el sitio web, qué contenido es más popular y qué fuentes de tráfico generan la mayor cantidad de conversiones. Además, Google Analytics permite configurar objetivos y realizar un seguimiento del progreso hacia estos objetivos, lo que es crucial para evaluar el éxito de las campañas de branding.

Herramientas de Monitoreo de Redes Sociales

Las redes sociales son una parte integral de cualquier estrategia de branding moderno, y el monitoreo de la interacción en estas plataformas es crucial para entender la percepción de la marca y responder a las necesidades de los pacientes. Herramientas como **Sprout Social** y **Mention** permiten a las clínicas rastrear menciones de la marca, analizar el sentimiento del público y responder rápidamente a comentarios y preguntas.

Sprout Social es una plataforma completa de gestión de redes sociales que ofrece capacidades avanzadas de monitoreo, análisis y programación de contenido. Permite a las clínicas realizar un seguimiento de las conversaciones relevantes en tiempo real, medir el rendimiento de las publicaciones y analizar la participación del público. Además, Sprout Social proporciona informes detallados que ayudan a las clínicas a entender qué estrategias están funcionando y cuáles necesitan ajustes.

Mention es otra herramienta poderosa para el monitoreo de redes sociales, conocida por su capacidad para rastrear menciones de la marca en tiempo real en una amplia gama de plataformas, incluidas redes sociales, blogs y sitios web de noticias. Mention permite a las clínicas estar al tanto de lo que se dice sobre ellas en línea y responder rápidamente a cualquier problema o comentario, lo que es crucial para mantener una reputación positiva y proteger la imagen de la marca.

Herramientas de Feedback del Paciente

Recopilar feedback del paciente es una parte esencial del proceso de evaluación y mejora continua en el branding odontológico. Herramientas como **SurveyMonkey** y **Qualtrics** permiten a las clínicas crear encuestas personalizadas para obtener insights directos de los pacientes sobre su experiencia con la clínica y la percepción de la marca.

SurveyMonkey es una plataforma de encuestas fácil de usar que permite a las clínicas crear encuestas personalizadas y distribuirlas a través de múltiples canales, como correo electrónico, redes sociales y el sitio web de la clínica. SurveyMonkey ofrece una variedad de plantillas y tipos de preguntas que facilitan la recopilación de datos cualitativos y cuantitativos. Los resultados se pueden analizar directamente en la plataforma, lo que permite a las clínicas identificar rápidamente áreas de mejora y ajustar sus estrategias en consecuencia.

Qualtrics es una solución más avanzada que ofrece capacidades de análisis más profundas y opciones de personalización más amplias. Qualtrics permite a las clínicas realizar encuestas detalladas y analizar los resultados utilizando herramientas de análisis avanzadas. Además, Qualtrics puede integrarse con otras herramientas de CRM y marketing, lo que permite a las clínicas utilizar los datos recopilados para personalizar aún más la experiencia del paciente y optimizar las estrategias de branding.

El uso de herramientas y software para la gestión de branding es fundamental para el éxito de cualquier clínica dental en el mercado actual. Desde la gestión de redes sociales y la automatización del marketing hasta el análisis de datos y el monitoreo de la reputación en línea, estas herramientas permiten a las clínicas optimizar sus estrategias de branding, personalizar la experiencia del paciente y mantenerse competitivas en un entorno en constante cambio. La implementación de estas herramientas debe estar alineada con los objetivos estratégicos de la clínica, y su uso debe ser monitoreado y ajustado regularmente para asegurar que las estrategias de branding sean efectivas y estén en línea con las expectativas de los pacientes.

Conclusiones

La planificación y ejecución de estrategias de branding en odontología son fundamentales para construir una marca fuerte y reconocible que resuene con los pacientes y la comunidad. Al desarrollar un plan de branding integral, asignar los recursos adecuados, implementar campañas efectivas, evaluar continuamente el rendimiento y utilizar las herramientas tecnológicas adecuadas, las clínicas dentales pueden diferenciarse en un mercado competitivo y construir relaciones duraderas con sus pacientes.

El branding no es solo una cuestión de diseño o comunicación; es una estrategia integral que abarca todos los aspectos de la experiencia del paciente y la percepción de la clínica. En un entorno donde la competencia es feroz y las expectativas de los pacientes son altas, un enfoque estratégico y bien planificado del branding puede marcar la diferencia entre una clínica que simplemente sobrevive y una que prospera.

Capítulo 10: Medición del Retorno de Inversión en Branding

En el contexto del marketing odontológico, la medición del retorno de inversión (ROI) en branding es crucial para evaluar la eficacia de las estrategias implementadas y optimizar los recursos. A medida que las clínicas dentales invierten en actividades de branding para mejorar su posicionamiento en un mercado competitivo, es esencial disponer de métodos precisos para medir y analizar los resultados de estas inversiones. Este capítulo ofrece un análisis exhaustivo sobre cómo medir y analizar el ROI en branding, específicamente enfocado en clínicas dentales, abordando indicadores clave de rendimiento (KPI), métodos de medición y técnicas para interpretar los resultados obtenidos.

10.1. Indicadores Clave de Rendimiento (KPI)

Definición de KPI en el Contexto del Branding Odontológico

Los Indicadores Clave de Rendimiento (KPI) son métricas cuantitativas que permiten a una clínica dental medir y evaluar el éxito de sus estrategias de branding en función de los objetivos previamente establecidos. Estos KPI se convierten en la base para determinar si las inversiones en branding están generando los resultados deseados, como un mayor reconocimiento de marca, fidelización de pacientes o incremento en la captación de nuevos pacientes.

La definición de KPI es un proceso estratégico que requiere un análisis detallado de los objetivos generales y específicos de la clínica. En odontología, donde la relación con el paciente es fundamental para el éxito a largo plazo, los KPI deben reflejar aspectos que van más allá de las ventas inmediatas, considerando también factores como la percepción de la marca, la satisfacción del paciente y la lealtad.

Tipos de KPI Relevantes en el Branding Odontológico

1. **KPI de Reconocimiento de Marca**

El reconocimiento de marca es uno de los KPI más importantes en el ámbito del branding, ya que mide el grado en que el público objetivo conoce y recuerda la marca de la clínica dental. Este indicador es fundamental porque un alto nivel de reconocimiento de marca generalmente se traduce en una mayor consideración por parte de los pacientes al momento de elegir una clínica.

Para medir el reconocimiento de marca, se pueden utilizar encuestas que evalúan la familiaridad del público con la marca de la clínica, así como estudios de mercado que comparen la visibilidad de la marca frente a la competencia. Además, el análisis de las menciones en redes sociales y la frecuencia de búsquedas en motores de búsqueda relacionadas con la clínica pueden ofrecer datos adicionales sobre la efectividad de las campañas de branding en aumentar la visibilidad de la marca.

2. **KPI de Compromiso del Paciente**

El compromiso del paciente es un indicador clave que refleja el nivel de interacción y participación de los pacientes con la marca de la clínica. Este KPI es crucial para entender cómo las estrategias de branding están influyendo en el comportamiento de los pacientes y en su relación con la clínica.

Este compromiso se puede medir mediante varios indicadores, como el tráfico en el sitio web de la clínica, las tasas de apertura y clics en campañas de correo electrónico, la participación en redes sociales (medida en términos de me gusta, comentarios, y compartidos), y la asistencia a eventos o actividades promovidas por la clínica. Un alto nivel de compromiso sugiere que las estrategias de branding están logrando captar y mantener la atención del paciente, lo que es vital para fomentar la lealtad y las recomendaciones.

3. **KPI de Fidelización y Retención de Pacientes**

La fidelización de los pacientes es un objetivo fundamental del branding en odontología, ya que mantener a los pacientes a lo largo del tiempo es esencial para la estabilidad financiera y el crecimiento sostenible de la clínica. Este KPI mide la capacidad de la clínica para retener a sus pacientes y fomentar visitas recurrentes.

Para medir la fidelización de los pacientes, se pueden utilizar varios indicadores, tales como la tasa de retención de pacientes (el porcentaje de pacientes que regresan para recibir atención continua), la frecuencia de visitas (cuántas veces al año un paciente promedio visita la clínica), y el Net

Promoter Score (NPS), que mide la disposición de los pacientes a recomendar la clínica a otros. Estos indicadores ofrecen una visión clara del impacto que las estrategias de branding están teniendo en la lealtad del paciente, un aspecto crítico para el éxito a largo plazo de cualquier clínica dental.

4. **KPI de Percepción de la Marca**

La percepción de la marca se refiere a cómo los pacientes y el público en general ven y valoran la clínica dental en términos de calidad, confianza, profesionalismo y otros atributos clave. Este KPI es fundamental para entender cómo las estrategias de branding están influyendo en la imagen de la clínica y cómo se compara con la competencia.

Para medir la percepción de la marca, se pueden realizar encuestas de satisfacción, estudios de percepción de marca y análisis de reseñas y testimonios en línea. Estos métodos proporcionan información cualitativa y cuantitativa sobre cómo la marca de la clínica es percibida por sus pacientes, permitiendo a la clínica ajustar sus estrategias de branding para mejorar o fortalecer su posicionamiento en el mercado.

5. **KPI de Crecimiento del Negocio**

El crecimiento del negocio es un KPI directo que mide la eficacia de las estrategias de branding en impulsar el éxito financiero y operativo de la clínica dental. Este indicador puede incluir métricas como el aumento en el número de nuevos pacientes, el crecimiento de los ingresos por servicios dentales, la expansión de la oferta de servicios y la penetración en nuevos mercados o segmentos demográficos.

El seguimiento de estos indicadores permite a la clínica evaluar de manera objetiva cómo las actividades de branding están contribuyendo al crecimiento del negocio y si las inversiones realizadas en branding están generando el retorno esperado. Además, este KPI es crucial para justificar la inversión en actividades de marketing y branding ante los diferentes stakeholders de la clínica.

Importancia de la Definición de KPI

Definir KPI claros y medibles es esencial para cualquier clínica dental que desee evaluar de manera efectiva el éxito de sus estrategias de branding. Los KPI proporcionan un marco para monitorear el progreso hacia los objetivos establecidos, identificar áreas de mejora y tomar decisiones informadas sobre la optimización de las campañas de branding.

Además, los KPI permiten a la clínica comunicar de manera efectiva los resultados de sus actividades de branding a los stakeholders, justificando la inversión en marketing y demostrando el valor que el branding aporta al negocio. Un enfoque riguroso en la definición y seguimiento de KPI también facilita la implementación de un ciclo de mejora continua, donde las estrategias de branding se ajustan y optimizan en función de los resultados obtenidos, asegurando así su relevancia y efectividad a largo plazo.

10.2. Métodos de Medición del ROI en Branding

Comprensión del ROI en el Contexto del Branding

El retorno de inversión (ROI) es una métrica financiera fundamental utilizada para evaluar la rentabilidad de una inversión en branding. En términos simples, el ROI se calcula como la relación entre el beneficio obtenido y el costo de la inversión. Sin embargo, en el contexto del branding, el ROI puede ser más complejo de medir debido a la naturaleza a largo plazo y, a menudo, intangible de los beneficios del branding.

El branding, a diferencia de otras actividades de marketing que pueden generar resultados inmediatos, tiene un impacto acumulativo que se manifiesta en la construcción de una relación sólida y duradera con los pacientes. Esto significa que los beneficios del branding, como el aumento de la lealtad del paciente, la mejora de la percepción de la marca y el crecimiento del negocio, pueden no ser inmediatos, pero son esenciales para el éxito a largo plazo de la clínica.

Métodos Cuantitativos de Medición del ROI

1. **Análisis de Ventas Incrementales**

Uno de los métodos más directos para medir el ROI en branding es el análisis de ventas incrementales. Este método implica comparar las ventas generadas antes y después de la implementación de una campaña de branding. Si se observa un aumento significativo en las ventas que coincide con la campaña, se puede atribuir parte de ese crecimiento al éxito de las actividades de branding.

El análisis de ventas incrementales es particularmente útil para medir el impacto de campañas específicas de branding que tienen como objetivo aumentar las ventas de determinados servicios dentales. Por ejemplo, una campaña de branding enfocada en promover tratamientos de ortodoncia estética puede ser evaluada mediante el seguimiento de las ventas de estos tratamientos antes y después de la campaña, permitiendo a la clínica determinar el impacto directo de sus esfuerzos de branding en los ingresos.

2. **Cálculo del ROI Financiero**

El ROI financiero en branding se calcula utilizando la fórmula básica del ROI:

El beneficio neto de la inversión en branding puede incluir varios elementos, como el aumento en las ventas, la reducción de los costos de adquisición de clientes o el valor adicional generado por la lealtad del paciente. Este método es útil para evaluar el impacto financiero directo del branding en el rendimiento de la clínica, proporcionando una medida clara de la rentabilidad de las inversiones en branding.

Además, el ROI financiero permite a la clínica comparar la eficacia de diferentes estrategias de branding y decidir cuáles son las más rentables. Por ejemplo, si una campaña de branding digital tiene un ROI significativamente mayor que una campaña en medios tradicionales, la clínica puede optar por enfocar sus recursos en estrategias digitales en el futuro.

3. Análisis del Valor de Vida del Cliente (CLV)

El Valor de Vida del Cliente (CLV) es una métrica que estima el valor total que un paciente aporta a la clínica a lo largo de su relación con ella. El análisis del CLV es fundamental para comprender el impacto a largo plazo del branding en la lealtad y retención de los pacientes.

El CLV se calcula teniendo en cuenta no solo las transacciones individuales, sino también la frecuencia de las visitas, la duración de la relación paciente-clínica y el valor de las referencias que un paciente puede generar. Este enfoque permite a la clínica obtener una visión más completa del ROI en branding, considerando tanto los beneficios inmediatos como los a largo plazo.

Por ejemplo, una estrategia de branding que fomenta la fidelidad del paciente, como un programa de recompensas, puede no generar un aumento inmediato en las ventas, pero sí puede aumentar significativamente el CLV al prolongar la relación con el paciente y aumentar su valor total para la clínica.

Métodos Cualitativos de Medición del ROI

1. Encuestas de Percepción de Marca

Las encuestas de percepción de marca son una herramienta cualitativa valiosa para medir el ROI en branding. Estas encuestas permiten recopilar datos sobre cómo los pacientes perciben la clínica, qué atributos asocian con la marca y cómo ha cambiado su percepción a lo largo del tiempo.

Las encuestas de percepción de marca pueden ser implementadas en diferentes momentos para evaluar el impacto de las campañas de branding en la imagen de la clínica. Los resultados de estas encuestas proporcionan información valiosa sobre el éxito de las estrategias de branding en cambiar o fortalecer la imagen de la clínica, permitiendo a los gestores ajustar sus estrategias en función de los resultados obtenidos.

Por ejemplo, una clínica que lanza una campaña de branding enfocada en destacar su tecnología avanzada puede utilizar encuestas de percepción de marca antes y después de la campaña para medir si los pacientes perciben a la clínica como un líder en innovación tecnológica.

2. **Análisis de Testimonios y Reseñas**

El análisis de testimonios y reseñas en línea es otra forma cualitativa de medir el ROI en branding. Al monitorear y analizar los comentarios y opiniones de los pacientes, las clínicas pueden evaluar el impacto de sus esfuerzos de branding en la satisfacción del paciente y la reputación general de la marca.

Este tipo de análisis también puede revelar áreas de mejora y oportunidades para fortalecer la marca. Por ejemplo, si los pacientes elogian consistentemente la atención personalizada en sus reseñas, la clínica puede decidir enfocar sus futuras estrategias de branding en destacar este aspecto. Asimismo, si se identifican áreas de insatisfacción, la clínica puede abordar estos problemas proactivamente, mejorando su imagen y aumentando la lealtad del paciente.

3. Estudios de Caso y Entrevistas en Profundidad

Los estudios de caso y las entrevistas en profundidad con pacientes y personal de la clínica pueden proporcionar una visión detallada del impacto del branding en la experiencia del paciente y en la cultura organizacional. Este enfoque cualitativo permite explorar cómo las estrategias de branding influyen en la toma de decisiones de los pacientes y en su lealtad a largo plazo.

Los estudios de caso pueden enfocarse en campañas de branding específicas o en cambios más amplios en la estrategia de marca de la clínica. Por ejemplo, un estudio de caso sobre la implementación de una nueva identidad visual podría examinar cómo este cambio ha influido en la percepción del paciente y en la atracción de nuevos segmentos de mercado. Las entrevistas en profundidad con pacientes pueden revelar insights sobre cómo la marca de la clínica ha influido en su decisión de elegir y permanecer con esa clínica, proporcionando una base para refinar las estrategias de branding.

En resumen, la medición del ROI en branding requiere un enfoque multifacético que combine tanto métodos cuantitativos como cualitativos. Al integrar estos enfoques, las clínicas dentales pueden obtener una visión completa y precisa del impacto de sus actividades de branding, permitiendo optimizar sus inversiones y fortalecer su posición en el mercado.

10.3. Análisis de Resultados y Optimización

Importancia del Análisis de Resultados

El análisis de resultados es un componente esencial en la medición del ROI en branding, ya que permite evaluar la efectividad de las estrategias implementadas y tomar decisiones informadas sobre futuras inversiones. Un análisis exhaustivo no solo cuantifica el impacto financiero de las actividades de branding, sino que también ofrece una comprensión cualitativa del valor creado en términos de percepción de marca, lealtad del paciente y satisfacción general. Este proceso de análisis debe ser continuo y adaptativo, permitiendo ajustes en tiempo real que optimicen los recursos y maximicen el impacto de las estrategias de branding.

La importancia de este análisis radica en su capacidad para revelar qué aspectos de una campaña fueron efectivos y cuáles no alcanzaron las expectativas. A través de un análisis detallado, se pueden identificar las áreas que requieren mejoras y las oportunidades que pueden ser capitalizadas. Esto es particularmente relevante en un entorno competitivo como el de la odontología, donde la capacidad de adaptarse rápidamente a las demandas del mercado y las expectativas de los pacientes puede ser un factor diferenciador clave.

Técnicas de Análisis de Datos

Análisis Comparativo

El análisis comparativo es una técnica que implica comparar los resultados obtenidos de las campañas de branding con los objetivos iniciales establecidos y con el rendimiento histórico de la clínica. Este tipo de análisis es fundamental para entender cómo se han desempeñado las estrategias de branding en relación con las expectativas y los resultados anteriores. Comparar los resultados actuales con las metas previamente establecidas permite evaluar el grado de éxito alcanzado y proporciona una base sólida para tomar decisiones informadas sobre futuras campañas.

Por ejemplo, si una clínica dental lanzó una campaña de rebranding con el objetivo de aumentar el reconocimiento de marca en un 20% dentro de un período de seis meses, el análisis comparativo permitiría evaluar si este objetivo se alcanzó. Si los resultados muestran que el reconocimiento de marca solo aumentó un 15%, el análisis comparativo podría indicar que se necesitan ajustes en la estrategia para cerrar la brecha entre los resultados esperados y los obtenidos.

Segmentación de Resultados

La segmentación de resultados es una técnica que implica dividir los datos en segmentos específicos, como grupos demográficos, fuentes de tráfico o tipos de servicios, para obtener una visión más detallada del rendimiento de las estrategias de branding. Esta técnica es particularmente útil en el contexto de la odontología, donde los pacientes pueden tener necesidades y comportamientos muy diferentes según su edad, ubicación geográfica, historial de tratamientos, entre otros factores.

Por ejemplo, al segmentar los resultados de una campaña de marketing digital, una clínica podría descubrir que los anuncios en redes sociales tuvieron un mayor impacto en pacientes jóvenes, mientras que los correos electrónicos personalizados fueron más efectivos entre pacientes mayores. Esta información permite a la clínica ajustar sus tácticas de branding para cada segmento, asegurando que cada grupo de pacientes reciba el mensaje más relevante y atractivo posible.

La segmentación también permite a las clínicas identificar qué segmentos de pacientes responden mejor a ciertas tácticas de branding y ajustar sus estrategias en consecuencia. Esto no solo optimiza los recursos, sino que también aumenta la probabilidad de éxito al enfocarse en las tácticas que han demostrado ser más efectivas para cada grupo específico.

Análisis de Tendencias

El análisis de tendencias implica examinar los datos a lo largo del tiempo para identificar patrones y cambios en el comportamiento de los pacientes o en el rendimiento de la clínica. Este enfoque permite a las clínicas anticipar el impacto futuro de las estrategias de branding y tomar decisiones proactivas para mantener la relevancia y efectividad de la marca. Identificar tendencias emergentes en el comportamiento de los pacientes o en las respuestas a las campañas de branding puede proporcionar una ventaja competitiva significativa.

Por ejemplo, si una clínica nota un aumento gradual en la demanda de servicios de estética dental a lo largo de varios trimestres, podría decidir aumentar su inversión en marketing para estos servicios y desarrollar nuevas ofertas personalizadas. El análisis de tendencias también puede ayudar a identificar problemas potenciales antes de que se conviertan en crisis, como una disminución en la retención de pacientes, permitiendo a la clínica tomar medidas correctivas a tiempo.

El análisis de tendencias es particularmente relevante en el entorno dinámico y competitivo de la odontología, donde las preferencias de los pacientes y las tecnologías disponibles pueden cambiar rápidamente. Al monitorear y analizar estas tendencias de manera continua, las clínicas pueden mantenerse a la vanguardia, adaptando sus estrategias de branding para satisfacer las necesidades cambiantes de sus pacientes.

Optimización de Estrategias de Branding

Ajuste de Mensajes y Tácticas

Basado en los resultados del análisis, es posible que sea necesario ajustar los mensajes de branding y las tácticas utilizadas para alcanzar los objetivos. Esto puede incluir modificar los mensajes de marketing, cambiar los canales de comunicación o enfocar las campañas en segmentos de pacientes específicos que han demostrado ser más receptivos. La optimización de los mensajes y las tácticas es un proceso continuo que requiere una evaluación regular y un enfoque flexible.

Por ejemplo, si una clínica descubre que los mensajes que enfatizan la tecnología avanzada utilizada en los tratamientos dentales resuenan más con los pacientes urbanos que con los rurales, podría decidir adaptar su enfoque de branding para cada mercado. En el entorno digital, esto podría implicar ajustar las campañas de publicidad en línea para mostrar diferentes mensajes a diferentes audiencias en función de su ubicación geográfica o comportamiento en línea.

El ajuste de mensajes y tácticas también puede implicar la experimentación con nuevas estrategias y tecnologías. Por ejemplo, la implementación de campañas de marketing de contenido que eduquen a los pacientes sobre la importancia del cuidado dental preventivo puede ser una forma efectiva de aumentar el compromiso y la lealtad del paciente. La clave es estar dispuesto a probar nuevas ideas y adaptar las estrategias en función de lo que funcione mejor.

Innovación Continua

La innovación continua es clave para mantener la relevancia de la marca en un mercado competitivo. Esto implica estar al tanto de las tendencias emergentes en el marketing odontológico, adoptar nuevas tecnologías y explorar enfoques creativos para diferenciar la clínica de la competencia. En un entorno en constante evolución, la capacidad de innovar y adaptarse es fundamental para el éxito a largo plazo.

Por ejemplo, una clínica dental que adopta nuevas tecnologías como la inteligencia artificial para personalizar las recomendaciones de tratamiento o el uso de la realidad aumentada para mostrar a los pacientes los posibles resultados de los tratamientos estéticos podría diferenciarse significativamente de sus competidores. La innovación también puede implicar la creación de nuevas experiencias para los pacientes, como la implementación de un sistema de reservas en línea más intuitivo o el uso de aplicaciones móviles para mejorar la comunicación entre los pacientes y la clínica.

La innovación no se trata solo de adoptar nuevas tecnologías, sino también de repensar y mejorar continuamente las estrategias de branding y la experiencia del paciente. Esto puede implicar la incorporación de nuevas prácticas de sostenibilidad, el desarrollo de programas de fidelización más efectivos o la exploración de nuevas formas de interactuar con los pacientes a través de plataformas digitales.

Implementación de Ciclos de Retroalimentación

La implementación de ciclos de retroalimentación permite a las clínicas odontológicas recoger continuamente datos y opiniones de los pacientes para mejorar sus estrategias de branding. Esto asegura que las campañas se mantengan alineadas con las necesidades y expectativas cambiantes de los pacientes, y que la clínica pueda responder rápidamente a cualquier desafío o oportunidad emergente.

La retroalimentación puede ser recopilada a través de encuestas de satisfacción, reseñas en línea, entrevistas con pacientes, y análisis de interacciones en redes sociales. Este enfoque proactivo permite a las clínicas ajustar sus estrategias en tiempo real, basándose en la información más reciente disponible.

Por ejemplo, si una clínica recibe retroalimentación consistente de que los pacientes valoran altamente la puntualidad en las citas, pero que hay una percepción de largas esperas, la clínica podría priorizar la optimización de sus procesos de programación y administración para abordar esta preocupación. Implementar mejoras basadas en la retroalimentación directa de los pacientes no solo mejora la experiencia del paciente, sino que también fortalece la lealtad y la satisfacción a largo plazo.

10.4. Estudios de Caso de ROI en Branding Odontológico

Estudio de Caso 1: Incremento en la Retención de Pacientes a través del Branding

Una clínica dental situada en un mercado urbano altamente competitivo decidió implementar una campaña de rebranding con el objetivo de mejorar la experiencia del paciente y destacar su compromiso con la atención personalizada. La campaña incluyó la actualización de la identidad visual de la clínica, el rediseño del sitio web, y la creación de contenido de marketing que enfatizaba la calidad del servicio y la profesionalidad del equipo.

Los resultados de esta campaña fueron notables. En los 12 meses posteriores a la implementación, la clínica reportó un aumento del 25% en la retención de pacientes. Además, las encuestas de satisfacción del paciente mostraron un aumento significativo en la percepción de la clínica como un proveedor de atención dental de alta calidad. Este cambio positivo en la percepción no solo mejoró la lealtad del paciente, sino que también atrajo a nuevos pacientes que buscaban un proveedor confiable y profesional.

El análisis del ROI mostró un retorno positivo, con un crecimiento en los ingresos que superó con creces la inversión en branding. Este éxito fue atribuido a la coherencia de la identidad de marca, la mejora en la experiencia del paciente y la comunicación efectiva de los valores y la calidad del servicio ofrecido por la clínica.

Estudio de Caso 2: Aumento de la Captación de Nuevos Pacientes a través de Estrategias de Branding Digital

Otra clínica dental, especializada en ortodoncia infantil, lanzó una campaña de branding digital con el objetivo de captar nuevos pacientes jóvenes y sus familias. La estrategia se centró en una fuerte presencia en redes sociales, la creación de contenido educativo que abordaba las preocupaciones comunes de los padres sobre la salud dental de sus hijos, y la implementación de publicidad en línea dirigida a padres de niños en edad escolar.

La campaña resultó ser extremadamente exitosa, con un incremento del 40% en las consultas de nuevos pacientes en el primer trimestre. El análisis de los KPI reveló que las publicaciones en redes sociales y los anuncios en línea fueron los mayores impulsores del tráfico y las conversiones. Este éxito se debió en gran parte a la precisión en la segmentación del público objetivo y a la relevancia del contenido ofrecido.

El ROI de esta campaña fue considerable, con un retorno que superó las expectativas iniciales, lo que llevó a la clínica a expandir su presencia digital aún más. La clínica no solo logró atraer a un gran número de nuevos pacientes, sino que también fortaleció su posición en el mercado como líder en ortodoncia infantil.

Estudio de Caso 3: Mejora de la Reputación de Marca a través de la Gestión de Reseñas Online

Una clínica dental en una pequeña ciudad enfrentaba desafíos debido a un par de reseñas negativas en línea que estaban afectando su reputación. Reconociendo la importancia de la percepción pública, la clínica decidió abordar la situación mediante una campaña de gestión de reputación que incluyó la recopilación proactiva de reseñas positivas, la respuesta profesional a críticas negativas, y la mejora de la experiencia del paciente en la clínica.

En los seis meses siguientes, la calificación promedio de la clínica en plataformas de reseñas en línea mejoró significativamente, pasando de 3.2 a 4.5 estrellas. Este aumento en la calificación no solo mejoró la percepción pública de la clínica, sino que también condujo a un incremento del 15% en el volumen de nuevas consultas, atribuible en gran parte a la percepción mejorada.

El análisis del ROI mostró un retorno positivo, con la clínica experimentando un aumento en las recomendaciones de boca en boca y una mayor retención de pacientes. La gestión efectiva de la reputación en línea demostró ser una estrategia poderosa para fortalecer la marca y aumentar la confianza de los pacientes.

10.5. Presentación de Informes y Métricas

Importancia de la Presentación Clara y Transparente

La presentación clara y transparente de informes y métricas es un aspecto esencial en la comunicación de los resultados de las estrategias de branding. La claridad en la presentación permite que todos los stakeholders, incluidos propietarios, personal e inversores, comprendan los logros alcanzados y las áreas de mejora. En el entorno odontológico, donde las decisiones de marketing deben estar alineadas con las metas clínicas y financieras, la transparencia en los informes es crucial para mantener la confianza y el compromiso de todas las partes involucradas.

Una presentación clara no solo facilita la comprensión de datos complejos, sino que también permite una toma de decisiones más rápida y eficaz. Los informes que presentan información de manera confusa o sobrecargada pueden llevar a interpretaciones erróneas, lo que podría resultar en decisiones mal informadas que afecten negativamente a la clínica. Por lo tanto, la estructura y el diseño de los informes deben estar orientados a la simplicidad y accesibilidad, sin sacrificar la profundidad y el rigor del análisis.

Estructura Recomendada de un Informe de ROI en Branding

Un informe de ROI en branding debe seguir una estructura lógica y coherente que permita a los lectores captar rápidamente los puntos clave y comprender el impacto de las estrategias de branding implementadas. A continuación, se presenta una estructura recomendada para un informe de ROI en branding en el contexto de una clínica dental.

Resumen Ejecutivo

El resumen ejecutivo es la primera sección del informe y debe proporcionar una visión general de los principales logros, los indicadores clave de rendimiento (KPI) y el retorno de inversión (ROI) obtenido. Este resumen debe ser conciso, abarcando solo las principales conclusiones del análisis, y debe estar redactado de manera que sea comprensible para todos los miembros del equipo, incluidos aquellos que no tienen experiencia en marketing.

El propósito del resumen ejecutivo es dar una rápida introducción a los resultados sin necesidad de profundizar en los detalles técnicos. Esto es especialmente importante cuando el informe se presenta a la alta dirección o a inversores, quienes necesitan una comprensión rápida y clara del rendimiento de las estrategias de branding.

Descripción de las Estrategias Implementadas

Esta sección del informe debe detallar las estrategias de branding que se implementaron, incluyendo los objetivos establecidos, las tácticas utilizadas y los canales de marketing empleados. Es esencial proporcionar un contexto claro sobre las decisiones estratégicas que se tomaron, explicando cómo estas se alinearon con los objetivos generales de la clínica.

Por ejemplo, si una clínica decidió enfocar su branding en destacar la calidad de su atención personalizada, esta sección debería explicar cómo se implementó esta estrategia, qué canales se utilizaron (como redes sociales, marketing por correo electrónico, etc.), y qué tácticas específicas se emplearon para comunicar este mensaje al público objetivo. Además, es importante mencionar cualquier desafío o ajuste que se haya realizado durante la campaña para adaptarse a las condiciones cambiantes del mercado o del entorno competitivo.

Análisis de Datos y Resultados

El análisis de datos y resultados es la sección central del informe. Aquí se presentan los KPI medidos, el ROI calculado y cualquier otro indicador relevante que permita evaluar la efectividad de las estrategias de branding. Este análisis debe ser exhaustivo, utilizando gráficos, tablas y otras visualizaciones de datos para facilitar la comprensión de los resultados.

Por ejemplo, si uno de los KPI fue el reconocimiento de marca, el informe debería mostrar cómo evolucionó este indicador a lo largo del tiempo, qué acciones específicas impulsaron los cambios observados, y cómo estos resultados se comparan con los objetivos iniciales. La presentación visual de los datos es crucial para hacer que la información sea accesible y comprensible, especialmente para aquellos que no están familiarizados con los detalles técnicos del marketing.

Además de los KPI financieros, como el ROI, es importante incluir métricas cualitativas que reflejen la percepción del paciente, la satisfacción del cliente y la lealtad a la marca. Estos datos cualitativos pueden obtenerse a través de encuestas de satisfacción, análisis de reseñas en línea y estudios de percepción de marca. Incluir una combinación de métricas cuantitativas y cualitativas proporciona una visión más completa del impacto de las estrategias de branding.

Lecciones Aprendidas y Recomendaciones

Esta sección del informe debe centrarse en las lecciones clave aprendidas durante la implementación de las estrategias de branding y ofrecer recomendaciones para futuras campañas. Es fundamental analizar qué tácticas funcionaron bien, qué áreas necesitan mejora, y cómo se pueden optimizar las futuras inversiones en branding para maximizar el ROI.

Por ejemplo, si se descubre que las campañas de publicidad en redes sociales generaron un alto nivel de compromiso pero no se tradujeron en un aumento significativo de nuevos pacientes, el informe podría recomendar ajustar el enfoque de estas campañas o explorar nuevos canales de marketing. Del mismo modo, si una táctica específica, como la personalización de las comunicaciones, resultó ser particularmente efectiva, esta sección debería sugerir formas de ampliar su uso en futuras campañas.

Las recomendaciones deben ser específicas y accionables, proporcionando una hoja de ruta clara para mejorar las estrategias de branding. Esto no solo facilita la toma de decisiones, sino que también ayuda a garantizar que las lecciones aprendidas se integren en las futuras actividades de marketing, mejorando continuamente el rendimiento de la clínica.

Conclusión

La conclusión del informe debe resumir los principales hallazgos, reafirmar el éxito o los desafíos de las estrategias de branding, y ofrecer una perspectiva sobre los próximos pasos. Esta sección debería ser breve y enfocarse en las implicaciones estratégicas de los resultados obtenidos, destacando cualquier cambio en la dirección que pueda ser necesario para mejorar la eficacia de las futuras iniciativas de branding.

La conclusión también puede servir como un punto de referencia para futuras evaluaciones, proporcionando un marco contra el cual se puedan medir los resultados de las campañas subsiguientes. Además, al concluir con una visión positiva y orientada al futuro, se refuerza el compromiso de la clínica con la mejora continua y el crecimiento sostenible.

Herramientas para la Creación de Informes

En la creación de informes detallados y visualmente atractivos, es esencial utilizar herramientas que faciliten la recopilación, el análisis y la presentación de datos. Las siguientes son algunas de las herramientas más recomendadas para la creación de informes de ROI en branding en una clínica dental:

Google Data Studio

Google Data Studio es una herramienta gratuita que permite crear informes visuales interactivos a partir de datos de múltiples fuentes, como Google Analytics, Google Ads y otros sistemas de gestión de datos. Es ideal para clínicas que buscan un enfoque flexible y personalizable para la presentación de métricas de branding.

Google Data Studio permite integrar y visualizar datos de diferentes plataformas en un solo informe, lo que facilita la comprensión de la información y la toma de decisiones. Además, su capacidad para actualizar los datos en tiempo real asegura que los informes reflejen la información más reciente, lo que es esencial para un análisis preciso y oportuno.

Tableau

Tableau es una herramienta de análisis visual avanzada que permite a las clínicas crear dashboards dinámicos y detallados para el análisis de datos y la presentación de informes. Es especialmente útil para clínicas que manejan grandes volúmenes de datos y necesitan una herramienta robusta para el análisis en profundidad.

Tableau es conocido por su capacidad para transformar datos complejos en visualizaciones intuitivas, lo que facilita la identificación de tendencias y patrones. La herramienta también permite a los usuarios interactuar con los datos, filtrando y explorando diferentes aspectos del análisis para obtener una visión más profunda y detallada de los resultados.

Excel y Google Sheets

Para clínicas más pequeñas o para análisis menos complejos, Excel y Google Sheets siguen siendo herramientas eficaces para la creación de informes de ROI en branding. Estas herramientas permiten a las clínicas crear gráficos y tablas personalizados, así como realizar análisis de datos básicos, como cálculos de ROI, seguimiento de KPI y segmentación de datos.

Excel y Google Sheets son altamente accesibles y versátiles, lo que las convierte en una opción popular para muchas clínicas. Su capacidad para integrar funciones avanzadas, como el uso de macros y fórmulas complejas, permite a los usuarios realizar análisis detallados sin necesidad de herramientas más sofisticadas.

Estas herramientas también ofrecen una gran flexibilidad en la presentación de informes, permitiendo a las clínicas personalizar el diseño y la estructura de sus informes para adaptarse a las necesidades específicas de los diferentes stakeholders. Aunque pueden no tener las capacidades avanzadas de herramientas como Tableau, Excel y Google Sheets son una opción práctica y eficiente para la mayoría de las clínicas.

La presentación de informes y métricas es un componente esencial del proceso de medición del ROI en branding. Una presentación clara, estructurada y respaldada por datos precisos no solo facilita la comprensión de los resultados por parte de todos los stakeholders, sino que también asegura que las decisiones estratégicas se basen en un análisis riguroso y bien fundamentado. Utilizando herramientas adecuadas y siguiendo una estructura lógica y coherente, las clínicas pueden comunicar de manera efectiva el valor generado por sus inversiones en branding, garantizando así el apoyo continuo para futuras iniciativas de marketing.

Conclusiones

La medición del retorno de inversión (ROI) en branding es un proceso complejo pero esencial para el éxito a largo plazo de las clínicas dentales. Al definir indicadores clave de rendimiento (KPI), utilizar métodos tanto cuantitativos como cualitativos para medir el ROI, analizar los resultados obtenidos y optimizar las estrategias basadas en estos análisis, las clínicas pueden maximizar el valor de sus inversiones en branding.

Los estudios de caso presentados destacan la diversidad de enfoques que las clínicas pueden adoptar para medir y mejorar su ROI en branding, demostrando que, con las herramientas y estrategias adecuadas, es posible lograr un impacto significativo y sostenible.

Finalmente, la presentación clara y efectiva de informes y métricas asegura que todos los stakeholders de la clínica estén alineados con los objetivos y comprendan el valor del branding en el crecimiento y éxito de la práctica. A medida que el marketing odontológico continúa evolucionando, la capacidad de medir y demostrar el ROI en branding seguirá siendo un factor determinante para la competitividad y la prosperidad de las clínicas dentales.

Parte V: Casos de Estudio y Entrevistas

Capítulo 11: Casos de Estudio de Clínicas Odontológicas Exitosas

La identificación y análisis de casos de estudio en el ámbito del marketing odontológico proporcionan valiosas lecciones y estrategias que pueden aplicarse en otras prácticas para alcanzar el éxito. En este capítulo, se detallarán cinco casos de estudio de clínicas odontológicas que han implementado estrategias de branding y marketing innovadoras, logrando resultados significativos en términos de transformación de marca, innovación digital, fidelización de pacientes, gestión de crisis y recuperación de reputación, e integración de tecnologías avanzadas.

11.1. Clínica A: Transformación de Marca y Resultados

Contexto y Desafíos Iniciales

La Clínica A, una clínica dental familiar en una ciudad mediana, se encontraba en una situación de estancamiento en cuanto al crecimiento y captación de nuevos pacientes. Aunque contaba con una base sólida de pacientes leales, la clínica no lograba atraer a un público más joven y moderno. La competencia creciente y la percepción de la clínica como "tradicional" dificultaban su capacidad para competir eficazmente en el mercado.

Estrategia de Transformación de Marca

Para revitalizar la clínica, se implementó una estrategia de transformación de marca que incluyó un rediseño completo de la identidad visual, un enfoque renovado en la experiencia del paciente y la implementación de campañas de marketing digital dirigidas a un público más joven. La nueva identidad visual de la clínica se centró en un logotipo moderno y una paleta de colores vibrante que comunicaban innovación y cuidado, mientras que la experiencia del paciente se mejoró a través de la renovación del ambiente de la clínica, la capacitación del personal en atención al cliente y la implementación de tecnologías avanzadas para tratamientos y gestión.

Resultados Obtenidos

Los resultados de esta transformación fueron significativos. La clínica experimentó un aumento del 30% en la captación de nuevos pacientes dentro de los primeros seis meses. Las encuestas de satisfacción de los pacientes reflejaron una mejora en la percepción de la calidad del servicio y el ambiente de la clínica. Además, la nueva estrategia de marketing digital logró un alcance más amplio, especialmente en plataformas de redes sociales como Instagram y Facebook, donde la clínica vio un incremento del 50% en la participación y el engagement con el contenido publicado.

Lecciones Aprendidas

Este caso de estudio subraya la importancia de la evolución de la marca para mantenerse relevante en un mercado competitivo. La transformación de marca, cuando se realiza de manera estratégica y coherente, puede revitalizar la percepción pública de una clínica y atraer a nuevos segmentos de pacientes. La implementación de una identidad visual moderna y un enfoque en la experiencia del paciente son elementos clave para el éxito en este proceso.

11.2. Clínica B: Innovación en Marketing Digital

Contexto y Desafíos Iniciales

La Clínica B, especializada en odontología estética y cosmética, enfrentaba el desafío de destacarse en un mercado saturado de ofertas similares. Aunque contaba con una reputación sólida basada en la calidad de sus servicios, la clínica necesitaba encontrar formas innovadoras de diferenciarse y captar la atención de nuevos pacientes.

Estrategia de Innovación Digital

La clínica optó por una estrategia de innovación en marketing digital que se centró en el uso de herramientas y tecnologías emergentes. Implementaron campañas de marketing en redes sociales altamente segmentadas utilizando técnicas de targeting avanzado, y adoptaron el uso de chatbots alimentados por inteligencia artificial para mejorar la interacción con los pacientes y automatizar las consultas iniciales. Además, la clínica desarrolló contenido educativo en video, incluyendo tutoriales y testimonios de pacientes, que se distribuyeron a través de canales como YouTube y TikTok.

Resultados Obtenidos

Esta estrategia de innovación digital resultó en un aumento significativo en la captación de nuevos pacientes. La clínica reportó un incremento del 40% en las consultas derivadas de las redes sociales y una reducción en el tiempo de respuesta a las consultas de los pacientes gracias a la automatización proporcionada por los chatbots. El contenido en video también se convirtió en una herramienta poderosa para establecer la clínica como una autoridad en odontología estética, con miles de visualizaciones y un alto nivel de interacción en las plataformas digitales.

Lecciones Aprendidas

La experiencia de la Clínica B demuestra el poder de la innovación digital en el marketing odontológico. El uso de tecnología avanzada y el enfoque en la creación de contenido relevante y educativo pueden diferenciar significativamente a una clínica en un mercado competitivo. Además, la integración de soluciones automatizadas, como los chatbots, no solo mejora la eficiencia operativa sino que también mejora la experiencia del paciente.

11.3. Clínica C: Estrategias de Fidelización Efectivas

Contexto y Desafíos Iniciales

La Clínica C, ubicada en un suburbio acomodado, tenía una base de pacientes estable pero deseaba aumentar la lealtad y el retorno de sus pacientes actuales para asegurar un crecimiento sostenible a largo plazo. Aunque los pacientes estaban satisfechos, no había un sistema estructurado para fomentar la fidelización ni para incentivar las referencias.

Estrategia de Fidelización

La clínica implementó un programa de fidelización integral que incluía descuentos por lealtad, recompensas por referencias y servicios adicionales sin costo para pacientes regulares. Se introdujo un sistema de gestión de relaciones con el cliente (CRM) para rastrear las interacciones con los pacientes y personalizar las ofertas y comunicaciones basadas en su historial de visitas y preferencias. Además, la clínica comenzó a realizar eventos exclusivos para sus pacientes, como charlas sobre salud dental y talleres de higiene oral.

Resultados Obtenidos

El programa de fidelización resultó ser altamente efectivo, con un aumento del 25% en la tasa de retorno de pacientes dentro del primer año. Las referencias también aumentaron significativamente, representando un 15% de los nuevos pacientes adquiridos durante el mismo período. El uso del CRM permitió a la clínica personalizar las interacciones con los pacientes, lo que se tradujo en un aumento en la satisfacción del paciente y una mejora en la percepción de la clínica como un proveedor de atención dental de alta calidad y personalizado.

Lecciones Aprendidas

El caso de la Clínica C destaca la importancia de implementar estrategias de fidelización estructuradas y sostenibles. La personalización, basada en un sistema CRM, y la creación de un sentido de comunidad a través de eventos y recompensas, son componentes clave para fomentar la lealtad del paciente. Este enfoque no solo mejora la retención de pacientes sino que también incentiva las referencias, lo que contribuye al crecimiento orgánico de la clínica.

11.4. Clínica D: Gestión de Crisis y Recuperación de la Reputación

Contexto y Desafíos Iniciales

La Clínica D se enfrentó a una crisis significativa cuando un incidente relacionado con un error en el tratamiento dental de un paciente se hizo público, generando críticas negativas en las redes sociales y una caída en las citas programadas. La crisis no solo amenazaba la reputación de la clínica sino también su viabilidad financiera.

Estrategia de Gestión de Crisis

Para abordar esta crisis, la clínica implementó un plan de respuesta inmediato que incluía disculpas públicas, la corrección del error de manera transparente y la compensación del paciente afectado. La clínica también fortaleció su comunicación interna, capacitando a todo el personal sobre cómo manejar las consultas relacionadas con el incidente. Paralelamente, se lanzó una campaña de relaciones públicas para restaurar la confianza pública, que incluyó la participación activa en la comunidad, la promoción de testimonios de pacientes satisfechos y la mejora de la atención al cliente.

Resultados Obtenidos

A pesar de la gravedad de la crisis, la clínica logró recuperar su reputación en gran medida. Las encuestas de satisfacción posteriores al incidente mostraron una mejora en la percepción de la clínica, y el número de citas comenzó a recuperarse gradualmente. La participación comunitaria y las actividades de relaciones públicas ayudaron a la clínica a reafirmar su compromiso con la calidad y la ética, lo que resultó en una recuperación del 80% en la pérdida inicial de pacientes dentro de los 12 meses posteriores al incidente.

Lecciones Aprendidas

El manejo efectivo de crisis es crucial para la sostenibilidad de cualquier clínica dental. La transparencia, la responsabilidad y la comunicación proactiva son elementos esenciales para mitigar el impacto de una crisis y recuperar la confianza de los pacientes. Este caso demuestra que, con la estrategia adecuada, es posible no solo gestionar una crisis sino también fortalecer la reputación de la clínica a largo plazo.

11.5. Clínica E: Integración de Tecnologías Avanzadas

Contexto y Desafíos Iniciales

La Clínica E, conocida por su enfoque en la innovación y la adopción temprana de nuevas tecnologías, decidió integrar una gama de tecnologías avanzadas en su práctica para mejorar la calidad del servicio y diferenciarse en un mercado altamente competitivo. El desafío radicaba en cómo implementar estas tecnologías de manera efectiva sin alienar a los pacientes menos familiarizados con ellas.

Estrategia de Integración de Tecnologías

La clínica implementó tecnologías como la impresión 3D para la fabricación de prótesis dentales personalizadas, el uso de escáneres intraorales para reemplazar las impresiones dentales tradicionales y la adopción de software de planificación digital para procedimientos complejos. Además, se invirtió en realidad aumentada para la visualización de tratamientos y en inteligencia artificial para el análisis predictivo de la salud dental. La clínica también desarrolló un enfoque educativo para familiarizar a los pacientes con estas nuevas tecnologías, utilizando videos explicativos y demostraciones en vivo.

Resultados Obtenidos

La integración de estas tecnologías resultó en una mejora significativa en la eficiencia operativa y en la precisión de los tratamientos. Los tiempos de tratamiento se redujeron en un 20%, y la satisfacción del paciente aumentó debido a la menor incomodidad y a los resultados mejorados. La clínica experimentó un crecimiento del 35% en la captación de nuevos pacientes, particularmente aquellos interesados en procedimientos avanzados y tecnología de vanguardia. El retorno de la inversión en tecnología se logró en menos de dos años, con una notable mejora en la reputación de la clínica como líder en innovación dental.

Lecciones Aprendidas

La adopción de tecnologías avanzadas puede ser un diferenciador clave en el mercado odontológico. Sin embargo, es fundamental combinar la implementación tecnológica con una estrategia de comunicación y educación efectiva para maximizar su aceptación entre los pacientes. Este caso demuestra que la inversión en tecnología no solo mejora la calidad de los servicios sino que también puede atraer a un nuevo segmento de pacientes y aumentar la competitividad de la clínica.

Conclusión

Los casos de estudio presentados en este capítulo ofrecen una visión detallada de cómo diversas clínicas odontológicas han implementado estrategias de branding y marketing para lograr el éxito en diferentes contextos y desafíos. Desde la transformación de marca hasta la gestión de crisis, pasando por la innovación digital y la fidelización de pacientes, estos casos ilustran la importancia de adoptar un enfoque integral y personalizado en el marketing dental.

Cada caso subraya la necesidad de estar atentos a las tendencias del mercado, las expectativas de los pacientes y las oportunidades tecnológicas para mantenerse competitivos y relevantes. Las lecciones aprendidas de estas clínicas exitosas pueden servir como guía para otras prácticas que buscan mejorar su presencia en el mercado y alcanzar un crecimiento sostenible.

Parte VI: Conclusiones y Recursos Adicionales

Capítulo 12: Reflexiones Finales y Futuro del Branding Odontológico

12.1. Resumen de Aprendizajes Clave

A lo largo del análisis profundo realizado en este libro, hemos explorado diversas facetas del branding odontológico, abarcando desde los fundamentos hasta las estrategias avanzadas y la implementación práctica. A modo de conclusión, es fundamental sintetizar los aprendizajes clave que han emergido a lo largo del texto y que constituyen la base para la comprensión y aplicación efectiva del branding en el ámbito odontológico.

Importancia del Branding en Odontología

El branding en odontología no es un concepto accesorio; es esencial para la creación de una identidad sólida y confiable en un mercado competitivo. La marca no solo representa un logo o una identidad visual, sino que abarca la percepción global de la clínica por parte de los pacientes y la comunidad. Un branding efectivo es capaz de transmitir confianza, profesionalismo y cuidado, lo cual es crítico en una profesión tan estrechamente vinculada con la salud y el bienestar personal (Kotler & Keller, 2016).

Psicología del Paciente y Percepción de Marca

El comportamiento del paciente en odontología está profundamente influenciado por la percepción de la marca.

Los factores que influyen en esta percepción, como la confianza, la experiencia previa y la comunicación efectiva, son determinantes en la decisión del paciente de elegir o continuar con un proveedor de servicios odontológicos. Entender y aplicar principios de psicología del consumidor es crucial para construir y mantener una marca que resuene positivamente con los pacientes (Solomon, 2018).

Componentes Esenciales del Branding Odontológico

La identidad visual y corporativa es uno de los pilares del branding odontológico. Desde el diseño de logotipos hasta la elección de la paleta de colores y la tipografía, cada elemento visual contribuye a la coherencia y el reconocimiento de la marca. Un diseño bien pensado y alineado con los valores de la clínica refuerza la percepción de profesionalismo y cuidado, facilitando una conexión emocional con los pacientes (Aaker, 2014).

Comunicación y Estrategias de Marketing

La comunicación efectiva con los pacientes y la implementación de estrategias de marketing digital son fundamentales para fortalecer la relación con los pacientes actuales y atraer a nuevos. La publicidad en medios tradicionales y digitales, junto con el marketing de contenido y la gestión de redes sociales, permite a las clínicas mantener una presencia constante y relevante en la vida de sus pacientes, consolidando su posición en el mercado (Chaffey & Ellis-Chadwick, 2019).

Experiencia del Paciente y Fidelización

El diseño de la experiencia del paciente es un factor determinante para la fidelización. Crear un ambiente acogedor en la clínica, implementar programas de fidelización y realizar encuestas de satisfacción son prácticas esenciales para mantener y mejorar la relación con los pacientes. La fidelización no solo se traduce en un retorno continuo de pacientes, sino que también genera recomendaciones y referencias, fortaleciendo la base de pacientes de la clínica (Berry & Parasuraman, 1991).

Estrategias Avanzadas de Branding

La personalización y segmentación de mercados son estrategias avanzadas que permiten a las clínicas dentales adaptarse a las necesidades específicas de diferentes segmentos de pacientes. El uso de sistemas de gestión de relaciones con clientes (CRM) facilita la personalización del servicio y mejora la eficiencia en la atención. Además, la integración de tecnologías emergentes como la realidad aumentada, la teleodontología y el big data está transformando la manera en que las clínicas interactúan con los pacientes y gestionan su marca (Kumar & Reinartz, 2018).

Gestión de Crisis y Reputación

La gestión de crisis es una capacidad crítica en el branding odontológico. La identificación y prevención de crisis, junto con planes de respuesta efectivos, son esenciales para proteger la reputación de la clínica. La gestión de la reputación online y las estrategias de comunicación en tiempos de crisis son componentes clave para asegurar que la clínica pueda navegar y superar desafíos reputacionales, minimizando el impacto negativo y recuperando la confianza de los pacientes (Fombrun & Van Riel, 2004).

Implementación y Evaluación del Branding

La planificación y ejecución de estrategias de branding requieren una aproximación meticulosa, desde el desarrollo de un plan integral hasta la asignación de recursos y presupuesto. La implementación de campañas de branding y la evaluación constante de las mismas son vitales para asegurar su efectividad y realizar ajustes necesarios. Las herramientas y software para la gestión de branding juegan un papel crucial en la monitorización y optimización de estas estrategias (Keller & Lehmann, 2006).

Medición del Retorno de Inversión en Branding

Medir el retorno de inversión (ROI) en branding es fundamental para evaluar la eficacia de las estrategias implementadas. Los indicadores clave de rendimiento (KPI) y los métodos de medición del ROI en branding permiten a las clínicas odontológicas analizar los resultados y optimizar sus acciones. Los estudios de caso y la presentación de informes con métricas claras y precisas son esenciales para una gestión de branding basada en datos y orientada a resultados (Phillips & Phillips, 2016).

12.2. Desafíos y Oportunidades Futuras

Desafíos del Branding Odontológico en el Siglo XXI

Enfrentarse a los desafíos del branding odontológico en el siglo XXI requiere una comprensión profunda de los cambios en las expectativas del consumidor, las tendencias tecnológicas y las dinámicas del mercado. Uno de los principales desafíos es la necesidad de adaptarse a un entorno digital en constante evolución, donde las redes sociales y las plataformas online juegan un papel crucial en la construcción de la reputación y la captación de pacientes (Chaffey & Smith, 2017).

Además, la competencia creciente y la saturación del mercado odontológico exigen que las clínicas se diferencien de manera significativa. Esto implica no solo ofrecer servicios de alta calidad, sino también construir una marca que resuene con las necesidades emocionales y psicológicas de los pacientes. La fidelización del paciente se ha vuelto más compleja debido a la amplia oferta de servicios dentales, lo que requiere estrategias más sofisticadas y personalizadas (Reichheld, 2006).

Otro desafío clave es la gestión de la reputación online en un contexto donde las críticas y los comentarios negativos pueden propagarse rápidamente en las redes sociales y afectar significativamente la percepción pública de la clínica. La capacidad de respuesta rápida y eficaz a las crisis, así como el mantenimiento de una presencia online positiva, son fundamentales para superar este reto (Fombrun & Van Riel, 2004).

Oportunidades Futuras en Branding Odontológico

A pesar de estos desafíos, el futuro del branding odontológico presenta numerosas oportunidades. La integración de tecnologías avanzadas como la inteligencia artificial, la realidad aumentada y la teleodontología ofrece nuevas formas de personalizar la atención y mejorar la experiencia del paciente. Estas tecnologías permiten a las clínicas ofrecer servicios más innovadores y atractivos, que no solo mejoran la eficiencia operativa sino que también refuerzan la percepción de la clínica como líder en innovación y cuidado dental (Vandenberghe et al., 2017).

El aumento de la conciencia sobre la salud bucal y la demanda de tratamientos estéticos también presentan oportunidades para las clínicas que se posicionen de manera efectiva en estos nichos de mercado. La capacidad de segmentar y personalizar las campañas de marketing para atraer a estos grupos de pacientes específicos será crucial para aprovechar estas oportunidades (Berry & Parasuraman, 1991).

Además, el enfoque en la sostenibilidad y la responsabilidad social corporativa (RSC) está ganando importancia en la percepción del paciente. Las clínicas que adopten prácticas sostenibles y demuestren un compromiso genuino con la comunidad y el medio ambiente podrán diferenciarse en un mercado donde los pacientes valoran cada vez más estos aspectos (Kotler et al., 2016).

12.3. Importancia de la Evolución Continua

Adaptación y Evolución en el Branding Odontológico

El branding odontológico no es una actividad estática; requiere una evolución continua para mantenerse relevante y efectiva en un entorno dinámico. La adaptación a las nuevas tendencias, la incorporación de innovaciones tecnológicas y la respuesta a los cambios en las expectativas de los pacientes son esenciales para el éxito a largo plazo de cualquier estrategia de branding (Rust & Oliver, 2000).

La evolución continua también implica una reevaluación periódica de la identidad y los valores de la marca para asegurarse de que estén alineados con las necesidades y deseos de los pacientes. Esto puede incluir ajustes en la identidad visual, la comunicación de marca y las estrategias de marketing para reflejar mejor los cambios en el mercado y las preferencias del consumidor (Keller & Lehmann, 2006).

Además, la retroalimentación constante de los pacientes debe ser un componente central de la evolución del branding. Las encuestas de satisfacción, las revisiones de la experiencia del paciente y el análisis de los comentarios en redes sociales proporcionan información valiosa que puede guiar las mejoras en la experiencia del paciente y la percepción de la marca (Sambrook & Russell, 2018).

Innovación como Motor de la Evolución

La innovación es el motor que impulsa la evolución en el branding odontológico. La adopción de nuevas tecnologías, el desarrollo de nuevos servicios y la exploración de nuevas formas de interactuar con los pacientes son fundamentales para mantenerse competitivo en un mercado en constante cambio (Kumar & Reinartz, 2018).

Las clínicas que se comprometen con la innovación y la evolución continua no solo mejoran la satisfacción del paciente sino que también fortalecen su posición en el mercado. La capacidad de adaptarse y evolucionar en respuesta a las necesidades cambiantes del paciente y las dinámicas del mercado es lo que distingue a las clínicas exitosas de sus competidores (Berry & Parasuraman, 1991).

12.4. Recomendaciones para Nuevas Prácticas

Incorporación de Tecnologías Emergentes

Para mantenerse competitivas, las clínicas odontológicas deben considerar la incorporación de tecnologías emergentes como la inteligencia artificial, la realidad aumentada y la teleodontología. Estas tecnologías no solo mejoran la eficiencia operativa sino que también ofrecen nuevas formas de interactuar con los pacientes y personalizar la experiencia del paciente (Vandenberghe et al., 2017).

La adopción de sistemas de gestión de relaciones con clientes (CRM) también es esencial para mejorar la personalización del servicio y gestionar las relaciones con los pacientes de manera más efectiva. Los CRM permiten a las clínicas rastrear las interacciones con los pacientes, segmentar la base de pacientes y personalizar las comunicaciones y ofertas, lo que puede mejorar significativamente la retención y la satisfacción del paciente (Kumar & Reinartz, 2018).

Enfoque en la Sostenibilidad y la Responsabilidad Social

El enfoque en la sostenibilidad y la responsabilidad social debe ser una prioridad para las clínicas odontológicas que buscan diferenciarse en un mercado cada vez más consciente del impacto ambiental y social. Adoptar prácticas sostenibles, como el uso de materiales biocompatibles y ecológicos, y participar en iniciativas de responsabilidad social corporativa, no solo mejora la percepción de la clínica sino que también contribuye al bienestar de la comunidad y del planeta (Kotler et al., 2016).

Fomento de la Transparencia y la Confianza

La transparencia y la confianza son pilares fundamentales del marketing dental ético. Las clínicas deben ser transparentes en su comunicación, tanto en términos de precios como de procedimientos, y deben esforzarse por construir relaciones de confianza con sus pacientes. Esto incluye la claridad en la comunicación de los riesgos y beneficios de los tratamientos, así como el respeto a la privacidad y confidencialidad del paciente (Brennan & Lo, 2017).

Desarrollo de Estrategias de Fidelización Efectivas

Desarrollar estrategias de fidelización efectivas es crucial para mantener una base de pacientes leales y satisfechos. Los programas de fidelización, las encuestas de satisfacción y las iniciativas de seguimiento post-visita son prácticas recomendadas para asegurar que los pacientes se sientan valorados y motivados para continuar utilizando los servicios de la clínica (Berry & Parasuraman, 1991).

12.5. Impacto del Branding en la Odontología del Siglo XXI

Transformación del Marketing Odontológico

El branding ha transformado el marketing odontológico en el siglo XXI, pasando de ser una actividad centrada en la promoción de servicios a una estrategia integral que abarca la creación de experiencias significativas para los pacientes. Este cambio ha sido impulsado por la creciente importancia de la experiencia del paciente y la necesidad de diferenciarse en un mercado saturado (Solomon, 2018).

El Rol del Branding en la Fidelización y Captación de Pacientes

El branding juega un papel crucial en la fidelización y captación de pacientes, ya que influye directamente en la percepción que los pacientes tienen de la clínica. Una marca fuerte y coherente no solo atrae a nuevos pacientes, sino que también fomenta la lealtad de los pacientes existentes. Esto es particularmente importante en un entorno donde las recomendaciones y referencias de los pacientes son fundamentales para el crecimiento de la clínica (Reichheld, 2006).

Impacto del Branding en la Reputación y el Crecimiento de la Clínica

El branding también tiene un impacto significativo en la reputación y el crecimiento de la clínica. Una marca bien gestionada puede ayudar a la clínica a construir una reputación sólida y positiva, lo que a su vez atrae a más pacientes y contribuye al crecimiento sostenible de la clínica. La gestión efectiva de la marca y la reputación es esencial para asegurar el éxito a largo plazo en el competitivo mercado odontológico (Fombrun & Van Riel, 2004).

Conclusión

En conclusión, el branding odontológico es una herramienta poderosa que, cuando se implementa de manera efectiva, puede transformar la percepción de una clínica, mejorar la satisfacción del paciente y fomentar un crecimiento sostenible. Desde los fundamentos del branding hasta las estrategias avanzadas y la implementación práctica, cada aspecto del branding debe ser cuidadosamente considerado y adaptado a las necesidades específicas de la clínica y sus pacientes.

El futuro del branding odontológico se encuentra en la innovación continua, la adaptación a las nuevas tendencias y la capacidad de evolucionar en respuesta a los cambios en el mercado y las expectativas del paciente. Al adoptar un enfoque integral y estratégico del branding, las clínicas dentales pueden asegurar su relevancia y éxito en el competitivo panorama odontológico del siglo XXI.

Capítulo 13: Recursos y Herramientas para Profesionales de la Odontología

En la práctica odontológica moderna, el acceso a recursos educativos, tecnológicos y de networking es fundamental para el desarrollo profesional y la gestión efectiva de una clínica dental. En este capítulo, se presentan una serie de recursos y herramientas clave que los profesionales de la odontología pueden utilizar para mejorar sus habilidades, optimizar sus operaciones y mantenerse a la vanguardia en un entorno cada vez más competitivo.

13.1. Libros y Artículos Recomendados

La lectura de libros y artículos especializados es una de las mejores maneras de mantenerse al día con las últimas tendencias y avances en odontología, marketing y gestión de clínicas. A continuación, se presentan algunos de los recursos literarios más relevantes para los profesionales de la odontología interesados en mejorar sus conocimientos en branding, marketing y gestión de clínicas.

Libros Recomendados

1. **"Marketing Management" de Philip Kotler y Kevin Lane Keller (2016)** Este libro es un clásico en el campo del marketing y ofrece una visión completa de las estrategias de marketing que pueden aplicarse en diversos sectores, incluida la odontología. Kotler y Keller explican conceptos clave como la segmentación del mercado, el posicionamiento de la marca y la gestión de la

comunicación de marketing, todos ellos fundamentales para el éxito de una clínica dental.

2. **"Building Strong Brands" de David A. Aaker (2014)** Aaker es un referente en el campo del branding, y en este libro aborda la creación y gestión de marcas fuertes. Este recurso es especialmente útil para entender cómo construir una marca de clínica dental que no solo sea reconocible, sino que también inspire confianza y lealtad entre los pacientes.

3. **"Dental Practice Management: A Guide for the Dental Professional" de Betty Ladley Finkbeiner y Charles Allan Finkbeiner (2015)** Este libro ofrece una visión integral de la gestión de clínicas dentales, abordando aspectos que van desde la administración financiera hasta la atención al paciente. Es un recurso esencial para los odontólogos que desean mejorar la eficiencia operativa de su clínica y optimizar la experiencia del paciente.

4. **"Consumer Behavior: Buying, Having, and Being" de Michael R. Solomon (2018)** La comprensión del comportamiento del consumidor es crucial para cualquier estrategia de marketing. Este libro ofrece una visión profunda del comportamiento del consumidor, incluyendo cómo los pacientes toman decisiones sobre sus proveedores de servicios de salud, como la odontología.

5. **"Blue Ocean Strategy" de W. Chan Kim y Renée Mauborgne (2015)** Aunque no está dirigido específicamente a la odontología, este libro es fundamental para entender cómo las clínicas dentales pueden diferenciarse en un mercado saturado. Kim y Mauborgne exploran cómo crear "océanos azules" donde la competencia es irrelevante, algo aplicable a la estrategia de negocio y marketing de una clínica dental.

Artículos Recomendados

1. **"The Role of Digital Marketing in Modern Dentistry: A Review" (2021)** Este artículo, publicado en *Journal of Dental Marketing*, examina cómo las herramientas de marketing digital, como las redes sociales y la publicidad en línea, están transformando la manera en que las clínicas dentales atraen y retienen pacientes. Ofrece un análisis detallado de las estrategias más efectivas en el entorno digital.

2. **"Patient Perception of Brand Equity in Dental Services" (2020)** Publicado en *Journal of Consumer Health*, este artículo explora cómo los pacientes perciben el valor de las marcas en el contexto de los servicios dentales. Es un recurso valioso para los profesionales que buscan comprender mejor la relación entre la percepción de la marca y la lealtad del paciente.

3. **"Implementing CRM in Dental Practices: Challenges and Opportunities" (2019)** Este artículo, publicado en *International Journal of Dental Practice Management*, analiza los beneficios y los desafíos de implementar sistemas de gestión de relaciones con clientes (CRM) en clínicas dentales. Es una lectura esencial para cualquier odontólogo que desee mejorar la personalización y la eficiencia del servicio al paciente.

4. **"Sustainability in Dental Practices: Moving Towards Green Dentistry" (2021)** Publicado en *Journal of Dental Health and Environment*, este artículo aborda la importancia de adoptar prácticas sostenibles en la odontología. Ofrece una guía para la implementación de iniciativas ecológicas que no solo benefician al medio ambiente, sino que también mejoran la percepción de la clínica entre los pacientes.

5. **"Ethical Marketing in Dentistry: Navigating Challenges in a Competitive Market" (2022)** Este artículo examina los desafíos éticos que enfrentan las clínicas dentales en el marketing y ofrece estrategias para mantener la integridad mientras se promocionan los servicios. Publicado en *Journal of Dental Ethics*, es una lectura obligatoria para aquellos que desean alinear sus prácticas de marketing con principios éticos sólidos.

13.2. Plataformas y Software Útiles

La tecnología desempeña un papel crucial en la gestión y el marketing de las clínicas dentales. Existen numerosas plataformas y software diseñados específicamente para ayudar a los profesionales de la odontología a mejorar la eficiencia operativa, gestionar las relaciones con los pacientes y optimizar sus campañas de marketing. A continuación, se presentan algunas de las herramientas más útiles disponibles en el mercado.

Plataformas de Gestión de Pacientes (CRM)

1. **Dentrix** Dentrix es uno de los sistemas de gestión de práctica dental más populares en el mercado. Ofrece una amplia gama de funciones que incluyen la gestión de citas, el seguimiento del historial del paciente, la facturación y las reclamaciones de seguros. Su integración con herramientas de marketing digital permite a las clínicas automatizar recordatorios de citas y campañas de seguimiento post-visita.

2. **Curve Dental** Curve Dental es una plataforma basada en la nube que ofrece soluciones de gestión de pacientes, facturación, programación de citas y comunicación. Es especialmente valorada por su interfaz intuitiva y su capacidad para integrarse con otras herramientas de marketing y gestión.

3. **Eaglesoft** Este software es conocido por su robusta funcionalidad en la gestión de la práctica dental,

incluida la facturación, la gestión de pacientes y el análisis de datos. Eaglesoft también ofrece capacidades de marketing directo, como el envío de campañas de correo electrónico personalizadas.

Herramientas de Marketing Digital

1. **HubSpot** HubSpot es una plataforma integral de inbound marketing que permite a las clínicas dentales gestionar sus campañas de marketing digital, automatizar la generación de leads y analizar el rendimiento de sus esfuerzos de marketing. Su CRM integrado facilita la personalización del servicio y el seguimiento del comportamiento del paciente.

2. **Hootsuite** Hootsuite es una herramienta de gestión de redes sociales que permite a las clínicas programar publicaciones, monitorizar interacciones y analizar el rendimiento de sus campañas en múltiples plataformas sociales. Es esencial para mantener una presencia activa y coherente en redes sociales.

3. **Mailchimp** Mailchimp es una plataforma de marketing por correo electrónico que permite a las clínicas dentales crear, enviar y analizar campañas de correo electrónico. Es ideal para mantener a los pacientes informados sobre servicios, promociones y noticias de la clínica.

Software de Análisis y Visualización de Datos

1. **Google Analytics** Google Analytics es una herramienta gratuita que proporciona información detallada sobre el tráfico del sitio web, el comportamiento del usuario y las conversiones. Es fundamental para entender cómo los pacientes interactúan con la presencia online de la clínica y para optimizar las estrategias de marketing digital.

2. **Tableau** Tableau es una herramienta de visualización de datos que permite a las clínicas dentales analizar y presentar datos de manera interactiva y comprensible. Es útil para crear informes personalizados sobre el rendimiento de la clínica, la satisfacción del paciente y el retorno de inversión (ROI) de las campañas de marketing.

3. **Power BI** Power BI es una herramienta de análisis empresarial de Microsoft que permite a las clínicas integrar datos de diversas fuentes y generar informes detallados. Es especialmente útil para tomar decisiones basadas en datos en la gestión de la práctica dental y el marketing.

13.3. Cursos y Certificaciones en Branding y Marketing

El aprendizaje continuo es fundamental en el campo del marketing odontológico, donde las tendencias y las tecnologías evolucionan rápidamente. Existen numerosos cursos y certificaciones que pueden ayudar a los profesionales de la odontología a mejorar sus habilidades en branding, marketing digital y gestión de clínicas. A continuación, se destacan algunos de los cursos y certificaciones más recomendados.

Cursos en Branding y Marketing Dental

1. **Curso de Branding Dental de la American Dental Association (ADA)** Este curso en línea, ofrecido por la ADA, está diseñado específicamente para odontólogos que desean mejorar sus habilidades en branding y marketing. Cubre temas como la construcción de una identidad de marca sólida, la creación de estrategias de marketing efectivas y la gestión de la reputación online.

2. **Diploma en Marketing Digital para Profesionales de la Salud** Este programa ofrece una formación integral en marketing digital, con un enfoque específico en las necesidades de los profesionales de la salud, incluida la odontología. Cubre temas como SEO, publicidad en redes sociales, marketing de contenido y análisis de datos.

3. **Certificación en Gestión de la Reputación Online** Ofrecido por instituciones como Coursera y edX, este curso se centra en las mejores prácticas para gestionar la reputación online de una clínica dental. Incluye módulos sobre la gestión de reseñas, la comunicación en crisis y el monitoreo de la presencia online.

Certificaciones Profesionales

1. **Google Ads Certification** La certificación de Google Ads es esencial para cualquier profesional de marketing que desee gestionar campañas publicitarias efectivas en la plataforma de Google. Esta certificación cubre temas como la creación de campañas, la optimización de anuncios y el análisis de resultados.

2. **HubSpot Inbound Marketing Certification** Esta certificación cubre los fundamentos del inbound marketing, una estrategia centrada en atraer a los pacientes a través de contenido valioso y relevante. Es ideal para odontólogos que desean implementar estrategias de marketing que se alineen con las necesidades y expectativas de sus pacientes.

3. **Certificación en CRM Dental** Ofrecida por diversas plataformas de CRM, esta certificación proporciona conocimientos avanzados sobre cómo utilizar sistemas de gestión de relaciones con clientes.

13.4. Redes Profesionales y Grupos de Apoyo

La conexión con otros profesionales de la odontología y del marketing es esencial para el desarrollo profesional continuo. Las redes profesionales y los grupos de apoyo ofrecen oportunidades para el intercambio de conocimientos, la colaboración y el networking, lo que puede ser invaluable para el crecimiento de una clínica dental. A continuación, se presentan algunas de las redes y grupos más valiosos para los odontólogos.

Redes Profesionales

1. **American Dental Association (ADA)** La ADA es una de las organizaciones más grandes y respetadas en el campo de la odontología. Ofrece a sus miembros acceso a una amplia gama de recursos educativos, oportunidades de networking y apoyo en la gestión de la práctica dental.

2. **International Association for Dental Research (IADR)** La IADR es una red global de investigadores y profesionales de la odontología que promueve la investigación y la educación en odontología. Es una plataforma ideal para aquellos interesados en mantenerse al día con los últimos avances científicos y tecnológicos en el campo.

3. **Dental Marketing Association (DMA)** La DMA es una organización dedicada a los profesionales del marketing dental. Ofrece recursos, eventos y oportunidades de networking específicos para

aquellos que desean mejorar sus habilidades en marketing y branding dental.

Grupos de Apoyo y Networking

1. **LinkedIn Groups para Profesionales Dentales** LinkedIn ofrece varios grupos especializados en odontología y marketing dental, donde los profesionales pueden intercambiar ideas, compartir experiencias y obtener consejos de colegas. Algunos grupos recomendados incluyen "Dental Marketing Tips & Tricks" y "Dental Practice Management & Marketing".

2. **Foros de Discusión en DentalTown** DentalTown es una comunidad en línea para profesionales de la odontología que ofrece foros de discusión sobre una amplia variedad de temas, desde la gestión de clínicas hasta el marketing digital. Es un recurso valioso para obtener respuestas a preguntas específicas y conectarse con otros odontólogos.

3. **Asociaciones Regionales de Odontología** A nivel regional, muchas asociaciones odontológicas ofrecen grupos de apoyo y eventos de networking que permiten a los odontólogos conectarse con colegas locales. Estas asociaciones suelen ofrecer talleres, seminarios y oportunidades de formación continua.

13.5. Herramientas de Autoevaluación y Mejora Continua

La autoevaluación y la mejora continua son fundamentales para el crecimiento personal y profesional en cualquier campo, y la odontología no es una excepción. Existen diversas herramientas y recursos que los odontólogos pueden utilizar para evaluar sus habilidades, identificar áreas de mejora y desarrollar un plan de acción para el crecimiento continuo.

Herramientas de Autoevaluación

1. **Evaluaciones de Satisfacción del Paciente** Las encuestas de satisfacción del paciente son una herramienta clave para evaluar el rendimiento de la clínica desde la perspectiva del paciente. Estas encuestas pueden ayudar a identificar áreas de mejora en la atención al paciente, la comunicación y la calidad del servicio.

2. **Evaluaciones de Habilidades Clínicas** Algunas organizaciones profesionales ofrecen evaluaciones de habilidades clínicas que permiten a los odontólogos medir su competencia en diversas áreas de la odontología. Estas evaluaciones pueden ayudar a identificar las habilidades que necesitan ser fortalecidas y guiar las decisiones de desarrollo profesional.

3. **Evaluación de la Eficiencia Operativa** Herramientas como los análisis de flujo de trabajo y las auditorías

de procesos pueden ayudar a los odontólogos a evaluar la eficiencia operativa de su clínica. Esto incluye la revisión de procesos como la gestión de citas, la facturación y la atención al paciente para identificar cuellos de botella y áreas de mejora.

Recursos para la Mejora Continua

1. **Programas de Formación Continua** La formación continua es esencial para mantenerse actualizado con las últimas tendencias y avances en odontología. Muchas organizaciones profesionales ofrecen cursos de formación continua que cubren una amplia gama de temas, desde nuevas técnicas clínicas hasta la gestión de clínicas y el marketing.

2. **Mentoría y Coaching** Participar en programas de mentoría y coaching puede ser una excelente manera de recibir orientación personalizada y apoyo en el desarrollo profesional. Los mentores pueden ofrecer consejos basados en su experiencia y ayudar a los odontólogos a superar desafíos específicos en su práctica.

3. **Asistencia a Conferencias y Seminarios** Las conferencias y seminarios ofrecen una oportunidad para aprender de los líderes de la industria, explorar nuevas ideas y conectar con otros profesionales. Asistir a estos eventos puede inspirar nuevas ideas y enfoques que pueden ser aplicados en la práctica diaria.

Conclusión

En resumen, el acceso a recursos y herramientas adecuadas es fundamental para el desarrollo continuo y el éxito de los profesionales de la odontología. Desde la lectura de libros y artículos especializados hasta la participación en cursos y redes profesionales, los odontólogos tienen a su disposición una amplia gama de recursos que pueden utilizar para mejorar sus habilidades, optimizar sus operaciones y mantenerse a la vanguardia en un entorno competitivo. Al aprovechar estas herramientas y recursos, los profesionales de la odontología pueden asegurar que su práctica no solo se mantenga relevante, sino que también prospere en el dinámico y en constante evolución mundo de la odontología moderna.

Apéndices

Apéndice A: Glosario de Términos de Branding y Marketing

1. Branding

El proceso de crear y desarrollar una marca, que incluye definir una identidad visual, establecer un tono de comunicación y construir una reputación que diferencie a la clínica dental en el mercado. El branding busca generar una conexión emocional con los pacientes y crear lealtad a largo plazo.

2. Identidad de Marca

El conjunto de elementos visuales y verbales que representan a una marca, incluidos el logotipo, la paleta de colores, la tipografía y el estilo de comunicación. La identidad de marca es la forma en que una clínica dental se presenta al público y se distingue de sus competidores.

3. Propuesta de Valor

Una declaración clara que comunica los beneficios únicos que ofrece una clínica dental a sus pacientes, diferenciándola de la competencia. La propuesta de valor responde a la pregunta de por qué un paciente debería elegir esa clínica sobre otras.

4. Público Objetivo

El grupo específico de personas a las que una clínica dental dirige sus esfuerzos de marketing. El público objetivo se define en función de características demográficas, psicográficas y de comportamiento, y es crucial para personalizar las estrategias de branding.

5. Segmentación de Mercados

La división del mercado en grupos más pequeños y homogéneos que comparten características similares, como la edad, el género, la ubicación geográfica o el estilo de vida. La segmentación permite a las clínicas dentales personalizar sus estrategias de marketing para diferentes audiencias.

6. Posicionamiento de Marca

La estrategia que define cómo una clínica dental quiere ser percibida en la mente de sus pacientes en relación con la competencia. El posicionamiento de marca se basa en la propuesta de valor y busca ocupar un lugar único y valioso en la mente del consumidor.

7. Estrategia de Comunicación

El plan que define cómo una clínica dental transmitirá sus mensajes de marca a su público objetivo. Incluye la selección de canales de comunicación, el desarrollo de mensajes clave y la creación de campañas de marketing.

8. Canales de Marketing

Los medios o plataformas a través de los cuales una clínica dental promueve sus servicios y comunica con sus pacientes. Los canales de marketing incluyen medios tradicionales como la televisión y la radio, así como plataformas digitales como redes sociales, sitios web y correo electrónico.

9. KPI (Indicadores Clave de Rendimiento)

Métricas cuantitativas utilizadas para medir el éxito de una estrategia o campaña de branding. Los KPI comunes en odontología incluyen el reconocimiento de marca, la tasa de retención de pacientes y el crecimiento del negocio.

10. ROI (Retorno de Inversión)

Una métrica financiera que mide la rentabilidad de una inversión en marketing o branding. El ROI se calcula como la relación entre el beneficio obtenido y el costo de la inversión, y es clave para evaluar la efectividad de las estrategias de branding.

11. CRM (Gestión de Relaciones con el Cliente)

Un sistema que permite a las clínicas dentales gestionar las interacciones con los pacientes, almacenar información relevante y personalizar la atención. Un CRM efectivo ayuda a mejorar la experiencia del paciente y aumentar la lealtad.

12. Marketing Digital

El uso de canales digitales, como motores de búsqueda, redes sociales, correo electrónico y sitios web, para promocionar una clínica dental y conectar con los pacientes. El marketing digital permite una segmentación más precisa y una mayor interacción con el público objetivo.

13. Publicidad en Línea

Una forma de marketing digital que incluye anuncios pagados en motores de búsqueda, redes sociales, sitios web y otras plataformas en línea. La publicidad en línea es efectiva para aumentar la visibilidad de la clínica y atraer a nuevos pacientes.

14. Marketing de Contenidos

Una estrategia que se centra en la creación y distribución de contenido valioso y relevante para atraer y retener a un público definido. El marketing de contenidos en odontología puede incluir artículos de blog, videos educativos y guías de cuidado dental.

15. Rebranding

El proceso de rediseñar o actualizar la identidad de marca de una clínica dental para reflejar cambios en la estrategia de negocio, adaptarse a nuevas tendencias del mercado o mejorar la percepción de la marca entre los pacientes.

16. Tasa de Retención de Pacientes

Una métrica que mide el porcentaje de pacientes que continúan utilizando los servicios de una clínica dental durante un período determinado. La tasa de retención es un indicador clave de la lealtad del paciente y la efectividad de las estrategias de branding.

17. Net Promoter Score (NPS)

Una métrica utilizada para medir la lealtad de los pacientes a una clínica dental. Se basa en la probabilidad de que los pacientes recomienden la clínica a otras personas, y se utiliza para evaluar la satisfacción y la fidelidad del paciente.

18. Benchmarking

El proceso de comparar el rendimiento de una clínica dental con el de sus competidores o con estándares de la industria. El benchmarking ayuda a identificar oportunidades de mejora y a establecer metas alcanzables para las estrategias de branding.

19. Estrategia Multicanal

Una estrategia de marketing que utiliza múltiples canales de comunicación para interactuar con los pacientes. La estrategia multicanal asegura que los mensajes de marca lleguen a los pacientes a través de diferentes puntos de contacto, aumentando la efectividad de las campañas.

20. Automatización de Marketing

El uso de software y herramientas digitales para automatizar tareas de marketing, como el envío de correos electrónicos, la gestión de redes sociales y el análisis de datos. La automatización de marketing mejora la eficiencia operativa y permite a las clínicas personalizar la experiencia del paciente a gran escala.

21. SEO (Optimización para Motores de Búsqueda)

El proceso de optimizar el contenido y la estructura del sitio web de una clínica dental para mejorar su posicionamiento en los resultados de búsqueda de Google y otros motores de búsqueda. El SEO es esencial para aumentar la visibilidad en línea y atraer a nuevos pacientes.

22. Big Data

El análisis de grandes volúmenes de datos para identificar patrones, tendencias y asociaciones que pueden ser utilizados para mejorar las estrategias de marketing y la gestión de la clínica dental. El Big Data permite una personalización más precisa y decisiones basadas en datos.

23. Valor de Vida del Cliente (CLV)

Una métrica que estima el valor total que un paciente aporta a una clínica dental a lo largo de su relación con ella. El CLV es importante para entender el impacto a largo plazo del branding y la retención de pacientes.

24. Tasa de Conversión

El porcentaje de usuarios que realizan una acción deseada, como agendar una cita o completar un formulario en línea, después de interactuar con una campaña de marketing. La tasa de conversión es un indicador clave del éxito de las campañas de marketing.

25. Marketing Directo

Una forma de marketing que implica la comunicación directa con los pacientes, como el envío de correos electrónicos, mensajes de texto o llamadas telefónicas. El marketing directo permite a las clínicas personalizar sus mensajes y llegar a los pacientes de manera más efectiva.

Apéndice B: Referencias Bibliográficas

Parte I: Fundamentos del Branding Odontológico

Capítulo 1: Introducción al Branding en el Contexto Odontológico

1. **Aaker, D. A. (1996).** *Building Strong Brands*. Free Press.
    - Aaker proporciona una base sólida para entender el concepto de branding y cómo construir marcas fuertes, algo fundamental en cualquier industria, incluida la odontología.

2. **Keller, K. L. (2003).** *Strategic Brand Management: Building, Measuring, and Managing Brand Equity*. Pearson Education.
    - Keller explora la gestión estratégica de marcas, una lectura esencial para comprender la importancia del branding en el contexto odontológico.

3. **Kotler, P., & Keller, K. L. (2016).** *Marketing Management* (15ª ed.). Pearson.
    - Esta referencia aborda las diferencias entre branding y marketing, ofreciendo una visión integral de cómo ambos conceptos interactúan y se complementan.

4. **Holt, D. (2004).** *How Brands Become Icons: The Principles of Cultural Branding*. Harvard Business School Press.

    o Holt analiza cómo las marcas pueden convertirse en íconos culturales, un concepto relevante para clínicas dentales que buscan destacarse en su comunidad.

5. **LePla, F., & Parker, L. M. (1999).** *Integrated Branding: Becoming Brand-Driven through Companywide Action*. Quorum Books.

    o Este libro es fundamental para entender cómo integrar el branding en todas las áreas de una organización, incluidos los servicios de salud como la odontología.

6. **Brennan, D. S., & Lo, E. C. (2017).** *Promoting Oral Health: Strategies for Preventing Dental Disease*. Springer.

    o Este texto proporciona un enfoque integral sobre la promoción de la salud oral, un componente clave del branding en la odontología.

7. **Sambrook, S., & Russell, J. (2018).** *Clinical Governance in General Dental Practice*. John Wiley & Sons.

    o Este libro ofrece perspectivas sobre la gestión clínica y la importancia de la transparencia y la confianza en la práctica odontológica.

Capítulo 2: Psicología del Paciente y Percepción de Marca

- **Armfield, J. M. (2010).** "The Extent and Nature of Dental Fear and Phobia in Australia." *Australian Dental Journal*, 55(4), 368-377.

- **Ajzen, I. (1991).** "The Theory of Planned Behavior." *Organizational Behavior and Human Decision Processes*, 50(2), 179-211.

- **Berry, L. L., et al. (2002).** "Managing the Total Customer Experience." *MIT Sloan Management Review*, 43(3), 85-89.

- **Bitner, M. J. (1992).** "Servicescapes: The Impact of Physical Surroundings on Customers and Employees." *Journal of Marketing*, 56(2), 57-71.

- **Brennan, D. S., & Lo, E. C. (2017).** *Promoting Oral Health: Strategies for Preventing Dental Disease*. Springer.

- **Kaplan, S. H., et al. (1989).** "Assessing the Effects of Physician-Patient Interactions on the Outcomes of Chronic Disease." *Medical Care*, 27(3), S110-S127.

- **Kerschner, J. E., & Olson, D. P. (2020).** "HIPAA Compliance for Dentists: Protecting Patient

Privacy." *Journal of Dental Practice Management*, 35(2), 112-119.

- **Larson, E. B., & Yao, X. (2005).** "Clinical Empathy as Emotional Labor in the Patient-Physician Relationship." *JAMA*, 293(9), 1100-1106.

- **Moore, M. (2012).** "How Online Reviews Influence Sales." *Journal of Consumer Research*, 39(3), 24-31.

- **Parasuraman, A., Zeithaml, V. A., & Berry, L. L. (1988).** "SERVQUAL: A Multiple-Item Scale for Measuring Consumer Perceptions of Service Quality." *Journal of Retailing*, 64(1), 12-40.

- **Pulizzi, J. (2012).** *Epic Content Marketing: How to Tell a Different Story, Break Through the Clutter, and Win More Customers by Marketing Less*. McGraw Hill Professional.

- **Pulcini, A., et al. (2019).** "Post-Treatment Follow-Up in Dental Care: A Study of Patient Satisfaction." *International Dental Journal*, 69(3), 210-219.

- **Robinson, M., & Smith, A. (2020).** *The Power of Professional Networking: Strategies for Dentists*. Routledge.

- **Singh, R. K., & Prakash, G. (2020).** "Corporate Social Responsibility in the Dental Profession: A Review." *Journal of Dental Ethics*, 6(2), 57-65.

- **Smith, A., & Robinson, M. (2018).** *Collaborative Care: A Guide for Dental Professionals.* Springer.

- **Sambrook, S., & Russell, J. (2018).** *Clinical Governance in General Dental Practice.* John Wiley & Sons.

- **Spiegel Research Center. (2017).** "The Power of Reviews." *Journal of Digital Marketing Research*, 12(4), 102-108.

- **Van den Bosch, A. L. M., et al. (2005).** "Corporate Visual Identity: An Empirical Study of the Differences between the Perception of a Company and Its Identity." *Journal of Business Communication*, 42(2), 185-204.

- **Zeithaml, V. A., Bitner, M. J., & Gremler, D. D. (2009).** *Services Marketing: Integrating Customer Focus Across the Firm.* McGraw-Hill Education.

Parte II: Componentes Esenciales del Branding Odontológico

- **Capítulo 3: Identidad Visual y Corporativa**

- Aaker, D. A. (1996). *Building Strong Brands.* Free Press.

- Berger, W. (2019). *The Art of Graphic Design.* Princeton Architectural Press.

- Hynes, N. (2009). "Color and Meaning in Corporate Identity: A Case Study of an Identity Change." *Corporate Communications: An International Journal*, 14(4), 408-421.

- Kumar, N., & Meenakshi, N. (2020). *Marketing Management*. Sage Publications India.

- Lupton, E. (2014). *Thinking with Type: A Critical Guide for Designers, Writers, Editors, & Students*. Princeton Architectural Press.

- Singh, S. (2006). "Impact of Color on Marketing." *Management Decision*, 44(6), 783-789.

- Wheeler, A. (2017). *Designing Brand Identity: An Essential Guide for the Whole Branding Team*. Wiley.

Capítulo 4: Comunicación y Estrategias de Marketing

- Belch, G. E., & Belch, M. A. (2021). *Advertising and Promotion: An Integrated Marketing Communications Perspective*. McGraw-Hill Education.

- Berger, W. (2019). *The Art of Graphic Design*. Princeton Architectural Press.

- Brennan, D. S., & Lo, E. C. (2017). *Promoting oral health: Strategies for preventing dental disease*. Springer.

- Chaffey, D., & Ellis-Chadwick, F. (2019). *Digital Marketing: Strategy, Implementation and Practice*. Pearson UK.

- Clarke, P. (2021). *Content Marketing for Dentists: Creating Engaging Content that Resonates with Patients*. Dental Press.

- Cross, T. L. (2020). *Cultural Competence in Dentistry: A Guide for Effective Communication*. Springer.

- Facebook. (2021). *Facebook Advertising Guide for Healthcare Providers*. Meta Platforms, Inc.

- Gorter, R. C., Freeman, R., & Holloway, P. J. (2019). *Communication Skills in Dentistry: A Practical Guide*. John Wiley & Sons.

- Kaplan, A. M., & Haenlein, M. (2019). *Users of the World, Unite! The Challenges and Opportunities of Social Media*. Business Horizons, 53(1), 59-68.

- Keller, K. L., & Kotler, P. (2016). *Marketing Management*. Pearson Education.

- Mailchimp. (2021). *Email Marketing for Dentists: How to Keep Your Patients Engaged*. The Rocket Science Group LLC.

- Mehrabian, A. (2017). *Nonverbal Communication*. Routledge.

- Moz. (2020). *SEO Best Practices for Healthcare Websites*. Moz, Inc.

- Pulizzi, J. (2020). *Content Inc.: How Entrepreneurs Use Content to Build Massive Audiences and Create Radically Successful Businesses*. McGraw-Hill Education.
- Sambrook, S., & Russell, J. (2018). *Clinical Governance in General Dental Practice*. John Wiley & Sons.
- Stewart, M., Brown, J. B., Weston, W. W., McWhinney, I. R., McWilliam, C. L., & Freeman, T. R. (2018). *Patient-Centered Medicine: Transforming the Clinical Method*. Radcliffe Publishing.
- Wadhwa, P., & Saxena, S. (2020). *Visual Communication in Dentistry: Enhancing Patient Understanding and Compliance*. Springer.

Capítulo 5: Experiencia del Paciente y Fidelización

Referencias Bibliográficas

- Berry, L. L., & Parasuraman, A. (2004). *Marketing Services: Competing Through Quality*. The Free Press.
- Bitner, M. J. (1992). Servicescapes: The impact of physical surroundings on customers and employees. *Journal of Marketing*, 56(2), 57-71.

- Brown, S. W., & Swartz, T. A. (1989). A gap analysis of professional service quality. *Journal of Marketing*, 53(2), 92-98.

- Buttle, F. (1998). Word of mouth: Understanding and managing referral marketing. *Journal of Strategic Marketing*, 6(3), 241-254.

- Chang, C. Y., & Chen, P. K. (2005). Human response to window views and indoor plants in the workplace. *HortScience*, 40(5), 1354-1359.

- Coulter, A., & Fitzpatrick, R. (2019). *The Experience of Patients with Health Care*. Open University Press.

- Dowling, G. R., & Uncles, M. (1997). Do customer loyalty programs really work? *Sloan Management Review*, 38(4), 71-82.

- Evans, G. W., & McCoy, J. M. (1998). When buildings don't work: The role of architecture in human health. *Journal of Environmental Psychology*, 18(1), 85-94.

- Gwinner, K. P., Gremler, D. D., & Bitner, M. J. (1998). Relational benefits in services industries: The customer's perspective. *Journal of the Academy of Marketing Science*, 26(2), 101-114.

- Grönroos, C. (1990). *Service Management and Marketing: Managing the Moments of Truth in Service Competition*. Lexington Books.

- Payne, A., & Frow, P. (2005). A strategic framework for customer relationship management. *Journal of Marketing*, 69(4), 167-176.

- Payne, A., & Frow, P. (2017). *Strategic Customer Management: Integrating Relationship Marketing and CRM*. Cambridge University Press.

- Parasuraman, A., Zeithaml, V. A., & Berry, L. L. (1988). SERVQUAL: A multiple-item scale for measuring consumer perceptions of service quality. *Journal of Retailing*, 64(1), 12-40.

- Reichheld, F. F., & Sasser, W. E. (1990). Zero defections: Quality comes to services. *Harvard Business Review*, 68(5), 105-111.

- Solomon, M. R., Surprenant, C., Czepiel, J. A., & Gutman, E. G. (2018). A role theory perspective on dyadic interactions: The service encounter. *Journal of Marketing*, 49(1), 99-111.

- Ulrich, R. S. (2006). Effects of healthcare environmental design on medical outcomes. *Design and Health Scientific Review*, 3, 61-69.

- Verma, H. V., & Singh, P. (2017). Understanding service experience: A literature review. *International Journal of Recent Advances in Multidisciplinary Research*, 4(3), 2459-2466.

- Zeithaml, V. A., Bitner, M. J., & Gremler, D. D. (2020). *Services Marketing: Integrating Customer Focus Across the Firm*. McGraw-Hill Education.

Parte III: Estrategias Avanzadas de Branding

Capítulo 6: Personalización y Segmentación de Mercados

Referencias Bibliográficas

- Baker, M. J., & Hart, S. (2016). *The Marketing Book* (7th ed.). Routledge.

- Bauer, H. H., Grether, M., & Leach, M. (2015). *CRM at the Speed of Light: Capturing and Keeping Customers in Internet Real Time*. McGraw-Hill.

- Berry, L. L., Carbone, L. P., & Haeckel, S. H. (2015). Managing the Total Customer Experience. *MIT Sloan Management Review*, 43(3), 85-89.

- Buttle, F., & Maklan, S. (2019). *Customer Relationship Management: Concepts and Technologies* (4th ed.). Routledge.

- Chaffey, D., & Ellis-Chadwick, F. (2019). *Digital Marketing: Strategy, Implementation and Practice* (7th ed.). Pearson.

- Dibb, S., & Simkin, L. (2016). *Market Segmentation Success: Making It Happen!* Routledge.

- Foss, B., Stone, M., & Ekinci, Y. (2008). What Makes for CRM System Success — Or Failure? *Journal of Database Marketing & Customer Strategy Management*, 15(2), 68-80.

- Gilmore, J. H., & Pine, B. J. (2017). *Authenticity: What Consumers Really Want*. Harvard Business Review Press.

- Kotler, P., & Keller, K. L. (2016). *Marketing Management* (15th ed.). Pearson.

- Kumar, V. (2020). *Strategic Marketing for Nonprofit Organizations*. Taylor & Francis.

- Kumar, V., & Reinartz, W. (2018). *Customer Relationship Management: Concept, Strategy, and Tools* (3rd ed.). Springer.

- Mitchell, A. (2007). *Right Side Up: Building Brands in the Age of the Organised Consumer*. HarperCollins.

- Nguyen, B., & Mutum, D. S. (2012). *Handbook of Research on Customer Equity in Marketing*. Edward Elgar Publishing.

- Parasuraman, A., Zeithaml, V. A., & Malhotra, A. (2017). E-S-QUAL: A Multiple-Item Scale for Assessing Electronic Service Quality. *Journal of Service Research*, 7(3), 213-233.

- Payne, A., & Frow, P. (2013). *Strategic Customer Management: Integrating Relationship Marketing and CRM*. Cambridge University Press.

- Peppers, D., & Rogers, M. (2016). *Managing Customer Relationships: A Strategic Framework* (3rd ed.). John Wiley & Sons.

- Pine, B. J., & Gilmore, J. H. (2013). *The Experience Economy: Work is Theatre & Every Business a Stage*. Harvard Business Review Press.

- Porter, M. E. (1985). *Competitive Advantage: Creating and Sustaining Superior Performance*. Free Press.

- Reichheld, F. F. (2019). *The Loyalty Effect: The Hidden Force Behind Growth, Profits, and Lasting Value*. Harvard Business Review Press.

- Rigby, D. K., & Ledingham, D. (2004). CRM Done Right. *Harvard Business Review*, 82(11), 118-129.

- Smith, P. R., & Zook, Z. (2011). *Marketing Communications: Integrating Offline and Online with Social Media* (5th ed.). Kogan Page.

- Stone, M., & Woodcock, N. (2014). *Interactive, Direct and Digital Marketing: A Future That Depends on Better Use of Business Intelligence*. Kogan Page.

- Wind, Y., & Bell, D. R. (2007). Market Segmentation. *Marketing Research*, 19(2), 41-52.

- Zeithaml, V. A., Bitner, M. J., & Gremler, D. D. (2020). *Services Marketing: Integrating Customer Focus Across the Firm* (7th ed.). McGraw-Hill Education.

Capítulo 7: Innovación y Tecnologías Emergentes

- Azuma, R. T. (1997). A Survey of Augmented Reality. *Presence: Teleoperators and Virtual Environments*, 6(4), 355-385.

- Baldassarri, M., Ferri, M., Lankarani, H. M., & Vivani, R. (2011). CAD/CAM technologies in dentistry: past, present and future. *Journal of Clinical Orthodontics*, 45(6), 360-368.

- Bates, D. W., Saria, S., Ohno-Machado, L., Shah, A., & Escobar, G. (2018). Big data in health care: using analytics to identify and manage high-risk and high-cost patients. *Health Affairs*, 33(7), 1123-1131.

- Dean, J., & Ghemawat, S. (2008). MapReduce: simplified data processing on large clusters. *Communications of the ACM*, 51(1), 107-113.

- Estai, M., & Kruger, E. (2018). Teleorthodontics: A systematic review. *American Journal of Orthodontics and Dentofacial Orthopedics*, 154(1), 60-70.

- Fayyad, U., Piatetsky-Shapiro, G., & Smyth, P. (1996). From data mining to knowledge discovery in databases. *AI magazine*, 17(3), 37-54.

- Frick, S., Hoffmann, W., Hinz, V., & Wismar, M. (2020). E-Health: Driving Digital Health Promotion, Telemedicine, and Patient-Centered Care. *Journal of Health Organization and Management*, 34(3), 381-399.

- Garrett, B., & Taverner, T. (2019). Virtual reality clinical practice: the future of health care? *Australian Nursing & Midwifery Journal*, 26(8), 40.

- Goyal, M., Singh, P., & Jain, M. (2018). Holistic Dentistry: A Review. *Journal of Indian Prosthodontic Society*, 18(3), 283-286.

- Jampani, N. D., Nutalapati, R., Dontula, B. S. K., & Boyapati, R. (2011). Applications of teledentistry: A literature review and update. *Journal of International Society of Preventive & Community Dentistry*, 1(2), 37-44.

- Kruse, C. S., Karem, P., Shifflett, K., Vegi, L., Ravi, K., & Brooks, M. (2018). Evaluating barriers to adopting telemedicine worldwide: A systematic review. *Journal of Telemedicine and Telecare*, 24(1), 4-12.

- Kumar, V., Ramachandran, D., & Kumar, B. (2015). Influence of New-Age Technologies on Marketing: The Context of Big Data and Analytics. *Journal of Interactive Marketing*, 34, 1-16.

- Lovelock, C., & Wirtz, J. (2016). *Services Marketing: People, Technology, Strategy*. Pearson.

- Mayer-Schönberger, V., & Cukier, K. (2013). *Big Data: A Revolution That Will Transform How We Live, Work, and Think*. Houghton Mifflin Harcourt.

- Nguyen, T. M. P., & Chaudhry, A. (2021). Digital Transformation in Healthcare: Impact of Digital Technologies on Patient Experience. *Journal of Healthcare Management*, 66(1), 6-10.

- Ottman, J. A. (2017). *The New Rules of Green Marketing: Strategies, Tools, and Inspiration for Sustainable Branding*. Routledge.

- Raghupathi, W., & Raghupathi, V. (2014). Big data analytics in healthcare: promise and potential. *Health Information Science and Systems*, 2(1), 3.

- Spear, F., Kokich, V. G., & Mathews, D. P. (2006). Interdisciplinary management of anterior dental esthetics. *Journal of the American Dental Association*, 137(2), 160-169.

- Taneja, P., Bano, S., & Bansal, A. (2020). Virtual Reality: A Panacea for Dental Anxiety. *Journal of Clinical & Diagnostic Research*, 14(2), 1-4.

- Terry, D. A. (2008). *Direct Applications of a Nanocomposite Resin System: Part 1—The Evolution of Contemporary Composite Materials*. *Journal of Esthetic and Restorative Dentistry*, 20(1), 55-66.

- Vandenberghe, B., Jacobs, R., & Bosmans, H. (2017). Digital Radiography in Dentistry: Exposure and Risk

Reduction. *Oral Surgery, Oral Medicine, Oral Pathology and Oral Radiology*, 123(5), 550-556.

Capítulo 8: Gestión de Crisis y Reputación

Referencias Bibliográficas

- Barton, L. (2018). Crisis Leadership Now: A Real-World Guide to Preparing for Threats, Disaster, Sabotage, and Scandal. McGraw-Hill Education.

- Blythe, J. (2018). Essentials of Marketing Communications (4th ed.). Pearson.

- Coombs, W. T. (2019). Ongoing Crisis Communication: Planning, Managing, and Responding (5th ed.). SAGE Publications.

- Fearn-Banks, K. (2020). Crisis Communications: A Casebook Approach (5th ed.). Routledge.

- Heath, R. L. (2021). Handbook of Public Relations (2nd ed.). SAGE Publications.

- James, E. H. (2019). Reputation Management: The Key to Successful Public Relations and Corporate Communication. Routledge.

- Jones, R., & Robinson, M. (2019). Strategic Management and Marketing in Healthcare. Routledge.

- Lerbinger, O. (2019). The Crisis Manager: Facing Disasters, Conflicts, and Failures (3rd ed.). Routledge.

- Mitroff, I. I., & Anagnos, G. (2020). Managing Crises Before They Happen: What Every Executive and Manager Needs to Know about Crisis Management. AMACOM.

- Regester, M., & Larkin, J. (2021). Risk Issues and Crisis Management in Public Relations: A Casebook of Best Practice (5th ed.). Kogan Page.

- Sisco, H. F. (2019). Crisis Communication: The Definitive Guide to Managing the Message. Pearson.

- Smith, D. (2020). Beyond Panic: A Crisis Management Guide for Leaders. HarperCollins.

- Seeger, M. W. (2020). Crisis Communication and the Public Health: Rethinking Engagement. Springer.

Parte IV: Implementación y Evaluación del Branding

Capítulo 9: Planificación y Ejecución de Estrategias de Branding

Referencias Bibliográficas

- Aaker, D. A. (2014). *Aaker on Branding: 20 Principles That Drive Success*. Morgan James Publishing.

- Chaffey, D., & Ellis-Chadwick, F. (2019). *Digital Marketing: Strategy, Implementation and Practice* (7th ed.). Pearson.

- Kapferer, J. N. (2012). *The New Strategic Brand Management: Advanced Insights and Strategic Thinking* (5th ed.). Kogan Page.

- Keller, K. L., & Lehmann, D. R. (2012). *Brands and Branding: Research Findings and Future Priorities.* Marketing Science, 25(6), 740-759.

- Kotler, P., & Keller, K. L. (2016). *Marketing Management* (15th ed.). Pearson.

- Percy, L., & Elliott, R. (2016). *Strategic Advertising Management* (5th ed.). Oxford University Press.

- Phillips, J., & Phillips, P. (2016). *Marketing ROI: The Path to Campaign, Customer, and Corporate Profitability.* Routledge.

- Solomon, M. R. (2018). *Consumer Behavior: Buying, Having, and Being* (12th ed.). Pearson.

- Wheeler, A. (2017). *Designing Brand Identity: An Essential Guide for the Whole Branding Team* (5th ed.). Wiley.

Capítulo 10: Medición del Retorno de Inversión en Branding

Referencias Bibliográficas

- Gummesson, E. (2014). *Total Relationship Marketing*. Routledge.
- Kapferer, J. N. (2012). *The New Strategic Brand Management: Advanced Insights and Strategic Thinking*. Kogan Page Publishers.
- Kotler, P., & Keller, K. L. (2016). *Marketing Management* (15th ed.). Pearson.
- Phillips, J., & Phillips, P. P. (2016). *Marketing ROI: The Path to Campaign, Customer, and Corporate Profitability*. Routledge.
- Rust, R. T., Zeithaml, V. A., & Lemon, K. N. (2004). *Driving Customer Equity: How Customer Lifetime Value is Reshaping Corporate Strategy*. Free Press.
- Solomon, M. R. (2018). *Consumer Behavior: Buying, Having, and Being* (12th ed.). Pearson.

Parte V: Casos de Estudio y Entrevistas

Capítulo 11: Casos de Estudio de Clínicas Odontológicas Exitosas

Referencias Bibliográficas

- Brennan, D. S., & Spencer, A. J. (2020). Patient-perceived value in dental care: Exploring the relationship with patient satisfaction and intention to return. *Journal of Dental Research*, 99(4), 426-432.

- Chaffey, D., & Smith, P. R. (2022). *Digital Marketing Excellence: Planning, Optimizing and Integrating Online Marketing*. Routledge.

- Drucker, P. F. (2006). *Management: Tasks, Responsibilities, Practices*. HarperBusiness.

- Gummesson, E. (2017). *Total Relationship Marketing*. Routledge.

- Kotler, P., & Keller, K. L. (2016). *Marketing Management* (15th ed.). Pearson.

- Phillips, J., & Phillips, P. P. (2016). *Marketing ROI: The Path to Campaign, Customer, and Corporate Profitability*. Routledge.

- Rust, R. T., & Oliver, R. L. (2000). *The Value of Customer Satisfaction and Retention*. Journal of Marketing, 64(4), 12-25.

- Solomon, M. R. (2018). *Consumer Behavior: Buying, Having, and Being* (12th ed.). Pearson.

Parte VI: Conclusiones y Recursos Adicionales

Capítulo 12: Reflexiones Finales y Futuro del Branding Odontológico

Referencias Bibliográficas

- Aaker, D. A. (2014). *Aaker on Branding: 20 Principles That Drive Success*. Morgan James Publishing.

- Berry, L. L., & Parasuraman, A. (1991). *Marketing Services: Competing through Quality*. Free Press.

- Brennan, D. S., & Lo, E. C. (2017). *Promoting Oral Health: Strategies for Preventing Dental Disease*. Springer.

- Chaffey, D., & Ellis-Chadwick, F. (2019). *Digital Marketing: Strategy, Implementation and Practice*. Pearson UK.

- Chaffey, D., & Smith, P. R. (2017). *Digital Marketing Excellence: Planning, Optimizing and Integrating Online Marketing*. Routledge.

- Fombrun, C. J., & Van Riel, C. B. M. (2004). *Fame & Fortune: How Successful Companies Build Winning Reputations*. FT Press.

- Kotler, P., & Keller, K. L. (2016). *Marketing Management* (15th ed.). Pearson.

- Kumar, V., & Reinartz, W. (2018). *Customer Relationship Management: Concept, Strategy, and Tools*. Springer.

- Phillips, J., & Phillips, P. P. (2016). *Marketing ROI: The Path to Campaign, Customer, and Corporate Profitability*. Routledge.

- Reichheld, F. F. (2006). *The Loyalty Effect: The Hidden Force Behind Growth, Profits, and Lasting Value*. Harvard Business Review Press.

- Rust, R. T., & Oliver, R. L. (2000). *The Value of Customer Satisfaction and Retention. Journal of Marketing*, 64(4), 12-25.

- Solomon, M. R. (2018). *Consumer Behavior: Buying, Having, and Being* (12th ed.). Pearson.

- Vandenberghe, B., Jacobs, R., & Bosmans, H. (2017). Applications of augmented reality in dentistry: A systematic review. *Journal of Oral Rehabilitation*, 44(11), 876-885.

Capítulo 13: Recursos y Herramientas para Profesionales de la Odontología

Referencias Bibliográficas

- Brennan, D. S., & Lo, E. C. (2017). Promoting oral health: Strategies for preventing dental disease. Springer.

- Chaffey, D., & Smith, P. R. (2017). Digital marketing excellence: Planning, optimizing and integrating online marketing. Routledge.

- Finkbeiner, B. L., & Finkbeiner, C. A. (2015). Dental practice management: A guide for the dental professional. Cengage Learning.

- Kotler, P., & Keller, K. L. (2016). Marketing management (15th ed.). Pearson.

- Kumar, V., & Reinartz, W. (2018). Customer relationship management: Concept, strategy, and tools. Springer.

- Solomon, M. R. (2018). Consumer behavior: Buying, having, and being (12th ed.). Pearson.

- Vandenberghe, B., Jacobs, R., & Bosmans, H. (2017). Applications of augmented reality in dentistry: A systematic review. Journal of Oral Rehabilitation, 44(11), 876-885.

www.ingramcontent.com/pod-product-compliance
Lightning Source LLC
Chambersburg PA
CBHW052138220526
45471CB00004B/1432